「凍らせしじみ」ダイエット

ダイエットのキモは肝臓にあった！

ダイエット外来医師
工藤孝文

育鵬社

はじめに

ダイエット外来で毎日たくさんの患者さんと接していると、「やせたい」という強い願いを持っているのにも拘《かか》わらず、その願望を実現できない人が多いことを痛感します。

私自身も若い医師として激務の日々を送っていたころに九二キログラムまで太ってしまい、そこから一〇ヶ月かけて二五キログラム落とした経験があるので、「太っていることのつらさ」も「やせることの大変さ」もよく知っています。

残念ながら、世の中には「これを飲めば・食べれば、やせられる」という魔法のようなものは存在しません。やせるためのたったひとつの、そしてごくシンプルな方法、それは「摂取カロリー（食べる量）を減らして消費カロリー（動く量）を増やす」しかありません。しかし、それが実現できないから、みなさん苦労するのです。

「食べたい」という気持ちは、命をつなぐために欠かせない生き物の本能です。

それを抑えて食べる量を減らすのは、並大抵のことではありません。しかも、人間の体は基本的に「食べものがないときに備え、余分に食べたエネルギーを脂肪に変えて蓄えておく」という仕組みがあります。そのため、我慢を重ねて食べる量を減らしても、思うように体重が落ちてくれず、ダイエットに挫折してしまう……ということが起こりやすくなっています。

そうなると、注目すべきは「消費カロリーを増やす」ということではないでしょうか。

それも、じっとしていても消費するカロリー——基礎代謝といいます——を増やすことができたら、ダイエットはもっとはかどるのではないでしょうか。

本書では基礎代謝量が多い臓器、肝臓に注目しました。「沈黙の臓器」と呼ばれる肝臓ですが、その機能を高めることで得られるメリットはたくさんあります。本書で少しでも肝臓に意識を向け、〝肝活〟に取り組む人がひとりでも増えることを祈っています。

二〇二三年七月吉日

工藤内科　工藤孝文

第一章

痩せない理由は簡単なことだった

第四章

健康効果を爆上げする「凍らせしじみ」

第一章

やせない理由は簡単なことだった

シンプルなのに叶わない、「やせたい」という願い

あらゆる情報が驚くべき速さで飛び交う「いま」という時代。さっき流れた速報がたちまちトップニュースになり、世間を騒がせる……こんなことは珍しくもありません。

とくにここ数年は誰もがＳＮＳやＹｏｕＴｕｂｅをはじめとする動画で、自分の意見や見聞きした事柄を気軽に発信するようになり、情報が流れ、そして消えていく速度がどんどん増していったように思えます。

こうして日々、多くの情報が洪水のように押し寄せてくる現代ですが、一年前どころか半年前にネットを騒がせたニュースが思い出せないように、その情報の多くが泡のように膨れあがったかと思うと、あっという間に消えていきます。

しかしながら、そうした消えていく情報のなかで、内容を変えながらも延々と続いているものがあります。

それこそが、ダイエットに関する情報です。

ダイエットの話題は、インターネットが登場する前、つまり、多くの人にとっての

情報源が印刷物だった時代から、人々の興味と関心を引きつけてきました。

一説には減量を指南する書物が初めて出版されたのは一九世紀なのだとか。その流れはテレビの登場によって加速しました。そのあとに続いたのがインターネットの出現、SNSの普及……。このように、新しい情報ツールが登場するたびに次々とダイエット方法が話題となり、いくつかは消えていきました。

これはいまも昔も「やせているほうが美しい・健康」という価値観が根強いことも大きな理由のひとつといえるでしょう。

かつて脂肪がたっぷりついた大きな体を「美」とした国もあったそうですし、いまでもそうした体を理想とする国や地域があることはたしかです。

しかしほとんどの場合、お腹周りがたるんでいるより引き締まっているほうが美しいとされています。とはいえ、やせた体を求めたあまり、骨が浮き出るような体、つまり不健全な状態に陥る人もいるので、「やせているほうがいい」と断言するのは医師の立場として控えたいというのが本音です。

ということで、本書では「**健康に支障が出るほど、太りすぎたりやせすぎたりしていない、ちょうどよい体形**」であると同時に「**本人の精神状態が健《すこ》やかでいられる体**

形」であることを理想としたいと思います。

話を戻しましょう。このようにいつの時代もダイエット情報が溢れかえる理由は、前述の「やせているほうが美しいとする価値観」だけではないように思えます。

では、何があるのかというと、それは、読者の方々も日々痛感している「やせることの難しさ」にあるのではないでしょうか。

たとえばいつもは食べたいという気持ちにフタをして節制しているところに、二泊三日の旅行に行ったとします。すると、日ごろの節制など忘れて思い切り食べ歩きを楽しんでしまうものです。そして、旅行から帰ると二〜三キログラム増えてしまう……こんな経験は、誰しもあるのではないでしょうか。

このとき、大きな後悔とともに増えた体重を元に戻したいと誰もが思います。そのためには食事制限や運動など努力する必要がありますし、がんばったところで同じ〝二泊三日〟でやせられるというわけではありません。

考えてみてください。太ったという結果は認めたくもありませんが、その原因となったのは好きなだけ美味しいものを食べた楽しいときだったのですから、ある意味自業自得、仕方ありません。

しかし、元の体重に戻すためには食べたい量を我慢し、味気ないもので空腹を満たし、やりたくもない運動をしなければならず……と、つらいことばかりが続きます。しかも、望む結果はなかなか出ません。

これが、ダイエットに挫折してしまう大きな理由ではないでしょうか。

やせるのは本当に難しい？

ご存じのとおり、ダイエット情報には流行があります。

最近では、白飯をはじめとする糖質をできるだけ摂らないようにする「糖質制限」が最強のダイエット方法だとされました。

そうかと思えば、今度は白飯中心の食生活を送ることでやせるという方法を提唱する人が現れるなど、正反対の方法が「これならやせる」として紹介されています。

要するに情報が無責任に溢れかえっているのです。

これでは、「やせたい」という気持ちに任せたまま、インターネットで検索していたとしても、いったいどれが正しいのか、どの方法を実践すれば本当にやせられるのか、わからなくなっても無理はありません。

多すぎる情報は混乱を招き、本来はとてもシンプルな真実を隠してしまうことがよくあります。

多くの人が関心を持つダイエットは、その代表のように思えます。

なぜなら、本来「**やせる方法はあっけないほど単純**」だからです。

〝普通の〟量しか食べていないのに一向にやせないという人はたくさんいます。ちょっと食べすぎただけで太ってしまうのは理不尽、という声も聞きます。

でも理由はじつに簡単、厳しいことをいうようですが、「食べる量が多いからやせない」につきます。

食べていないのに太ってしまう、あるいはどんなに食べてもやせてしまうという病気は存在します。しかし、そうした病気を除くと、**太る原因もやせる原因も、実際は「摂取カロリーと消費カロリーのバランスが偏っている」という事実しかありません。**

摂取カロリーとは食事で摂ったエネルギーの大きさを、そして消費カロリーとは運動などで消費したエネルギーの大きさを指します。

わかりやすく、食事の量と活動量と考えてください。活動量が食べた量を上回ればやせるし、反対なら太る、じつにシンプルな仕組みです。

ダイエット専門医として「若いときと比べて太りやすくなり、やせにくくなった」という悩みをしばしば耳にします。**年齢を重ねるほど消費カロリーが減っていくので、若いときと同じような食生活をしていれば摂取カロリーのほうが上回ってしまい、太るのは当たり前なのです。**

また、「食べていないのに太る」「水を飲んでも太る」という人がいますが、これは先に述べた病気が原因でない限り、「摂取カロリーが消費カロリーを上回っている」だけの話です。

現に、「水を飲んでも太る」という人が日々どんなものを食べ、飲んでいるのかすべて書き出してもらったところ、飲んでいるのは水ではなくスポーツドリンクや清涼飲料水、砂糖入りのペットボトルコーヒーだったという例はよくあります。それだけでなく、本人が気づいていないだけで、ほかの人よりたくさん食べている、カロリーが高いものを好んでいるということも、実際によくある話です。

また、「そんなはずはない。甘いものがほしいときは、必ずカロリーゼロのものを摂るようにしているから、摂取カロリーが上回ることはない」という反論があるようです。

水やお茶はたしかにカロリーゼロですが、それ以外の、甘みがあるのにカロリーゼロという食べ物や飲み物のほとんどには人工甘味料が使われています。のちほど詳しく説明しますが、これは大きな誤り。「カロリーゼロの飲み物や食べ物で太る」という例が多いことをぜひ知ってほしいと思います。

「たった一キログラム」でもやせるのは難しい

やせたいと願うとき、だいたいどのくらい体重を落としたいと思っているでしょうか。あと三キログラム落としたいと思う人もいれば、一〇キログラム落としたいという人もいるように、目指す数字には個人差があります。

数字を達成するために具体的にどうすればいいか、考えてみましょう。

先に説明したとおり、やせる＝体重を落とすには、摂取カロリーを下げるか、消費カロリーを上げるかの二者択一です。

そして、**体重を落とすには体についている余分な脂肪を落とすことが理想**なのですが、実際に脂肪を一キログラム落とすには、どのくらいの消費カロリーが必要なのでしょうか。

人間の体には大量の水分が含まれていることはご存じと思います。その量は性別や年齢で違いがありますが、成人男性では体重の六〇パーセント、成人女性では体重の五五パーセントです。

そのため、余分な水分が溜まっている、水分不足などの理由で体内の水分量は変化し、それが原因となって、体重が増減することがよくあります。

しかし、ここでは水分を除外し、「体から脂肪を落とす」という一点に着目し、解説を進めていきたいと思います。

まず、ダイエットの基本となる「カロリー」という言葉から説明しましょう。

「カロリー」とはエネルギーの単位で、一気圧のもとで一リットルの水の温度を一度上げるために必要な熱量と定義されています。

では脂肪はどうかというと、一グラムの脂肪をカロリーに換算すると、九キロカロリー。したがって一キログラム（＝一〇〇〇グラム）を落とすには九キロカロリー×一〇〇〇グラム＝九〇〇〇キロカロリーの消費が必要……と単純計算できるわけではありません。

人間の体内に蓄えられている脂肪細胞の八〇パーセントは脂質、つまり脂の塊ですが、残り二〇パーセントは水分や細胞を形成するさまざまな物質で構成されています。

そのため、**脂肪一〇〇〇グラムを消費するために必要なエネルギーは九キロカロリー×一〇〇〇グラム×八〇パーセント＝七二〇〇キロカロリー**ということになります。

これを一ヶ月で消費しようとするなら、七二〇〇キロカロリー÷三〇日＝二四〇キロカロリーとなります（タニタＨＰより）。

つまり、一ヶ月で一キログラムやせたいなら毎日二四〇キロカロリー分、二キログラムやせたいなら毎日四八〇キロカロリー分、五キログラムやせたいなら毎日一二〇〇キロカロリー分の摂取カロリーを減らすか消費カロリーを増やさなければならないということ。

こうして数字で見ると、やせることの難しさが改めて実感できます。

頑張っても一キログラムしかやせないのは嫌だ、もっと楽してやせたいと考える人もたまにいるようです。もしかすると脂肪吸引などの外科的処置を希望するのはこういう人なのかもしれません。

しかし脂肪一キログラムの体積が約一一一〇立方センチメートルなのに対し、筋肉は約九一〇立方センチメートルと、脂肪は筋肉に比べて密度が低く、重さの割に体積が大きいという特徴があります。

脂肪一キログラム、つまり約一一一〇立方センチメートルは、横二七センチメートル、縦一三センチメートル、高さ三センチメートルの大きさになりますから、標準的なティッシュペーパーの箱とだいたい同じと考えていいでしょう。これだけの大きさのものが体からなくなると思えば、「脂肪を一キログラム減らす」ということの大きさがわかるのではないでしょうか。これだけ減らせれば嬉しいですよね？

そのために必要なのは、摂取カロリーを減らすか消費カロリーを増やすかして、七二〇〇キロカロリーを消費することです。

まずはこの数字をしっかりと覚えておいてください。

カロリー制限の落し穴

大げさなようですが人類共通の「やせたい」という願い、これは実現不可能なものではありません。

むしろ、消費カロリーが摂取カロリーを上回るだけ、もしくは摂取カロリーを抑えるだけで叶《かな》えられる、理論上は簡単なことなのです。

役づくりのため、一日八〇〇キロカロリーしか摂らず、半年で二〇キログラムやせたという俳優の話があるように、断食をしたり摂取カロリーを最小限に抑えたりして、短期間に大幅な減量を実現したという例はたくさんあります。

ためしに、この俳優の減量法を厚生労働省が公表している「日本人の食事摂取基準」に照らし合わせてみましょう。三〇代半ばの成人男性、俳優という職業なので身体活動レベルは「高」だと考えると、平常時に必要な摂取カロリーは約三〇〇〇キロカロリーです。それなのに一日八〇〇キロカロリーしか摂らなかったということは、役づくりのために、いつもの三割しか食べなかったということになります。

ここまでくると健康を害するどころか生命の維持さえ危ぶまれる食事量です。「こうすればやせられる」と、彼のやり方を勧めることは絶対にできません。

これほど極端でなくても、摂取カロリーを抑える、つまり食べる量を減らせばやせることはできますが、その難しさは誰もが知っていることでしょう。

絶え間なく襲ってくる強い空腹感と「食べたい」という食欲と常に戦いつづけなければなりません。

空腹感も食欲も、「食べないと死んでしまう」という本能の叫びです。それを無理やり抑えつけるのですから、当然強いストレスがかかります。

果たしてこのような食生活をずっと続けることができるでしょうか？

結論を言ってしまえば、極端なカロリー制限で一時的にやせることはできたとしても、必ずといっていいほどリバウンドしてしまうし、そもそも前述の俳優が実践したようなカロリー制限は長く続けることはできません。

その理由を、もう少し詳しく説明していきましょう。

カロリーを制限すると、こうして太る

食事の量と質を見直して摂取カロリーを抑えれば必ずやせるのですから、カロリー制限はダイエットの基本だといえます。とくにいままで食べすぎていた人ほど、カロリー制限の効果はすぐに現れます。

前述の俳優の例は極端ですが、たとえば一日二〇〇〇キロカロリー食べていた人が五〇〇キロカロリー減らすだけで、二～三キログラムは簡単に落とせることでしょう。

しかし、問題はここから。

一日二〇〇〇キロカロリー食べていたのに、ある日突然それが一五〇〇キロカロリーに減ってしまうと、いつもより食べた量が少ないため、脳は「食べ物が足りない！飢えてしまう！」と判断します。

一部の国や地域を除いて「食べ物が豊富にあり、飢えることがない」という状況になったのは、人間の長い歴史のなかでごく最近のこと。獲物や植物などの数が少なくなる冬だけでなく、夏でも干ばつや大雨が続くなどして食べるものがなくなってしまうことがあるなど、長い歴史のなかで、人類は常に飢えと戦っていたといいます。

そのため、人の体は食べたエネルギーが無駄に出ていかないように貯蔵する仕組みがあるなど、飢餓状態に備えるように出来ています。

この仕組みがあるにもかかわらず、「やせたい」という願い――これは体にしてみれば、理解不能のワガママにしか見えないはずです――のためだけに食べる量を減らすと、脳は「飢餓が訪れた」と判断します。さらに体重が落ちはじめると、生命の危機さえ感じるのです。

そのため、摂取したカロリーをできるだけ多く備蓄に回し、これ以上やせないように調整するようになります。

ダイエットをしていれば、**「カロリー制限をして最初は順調にやせていったのに、あるときを境に体重が落ちなくなる」という停滞期を経験するものですが、これは体に本来備わっている生命維持機能が働いている証拠。**しかしながら、「やせたい」と願っている本人としては、納得できることではありません。空腹感、食欲と戦っているのに体重計の数字が動かなくなることで、気持ちが折れてしまい、カロリー制限が続けられなくなることは珍しいことではないのです。

その結果、以前と同じように食べてしまいます。

すると、体は待ちかねていた食事によるエネルギーがやっと届いたので大喜び。それどころか「また同じような飢餓が訪れるかもしれない」という、いわば警戒態勢に入り、摂取カロリーを脂肪に変えて備蓄に回してしまいます。たった一日で一～二キログラム戻ってしまうは、このような大昔から人間に備わっている仕組みが働いている証拠なのです。

食べたいものを我慢してやっと減らした体重が、たった一日でもとに戻ってしまった……。こうした事態でも「またゼロからやり直そう。明日から頑張ろう」と切り替えられる人は、ごく一部ではないでしょうか。おそらく、必死に頑張った苦労が水の泡になったと思った瞬間、自暴自棄になって元のカロリーオーバーな食生活に戻ってしまう人が大半です。そうなると、体は再びやってくるかもしれない飢餓に備えてせっせと備蓄する、つまり太ってしまう……こんな悪循環に陥っているのです。

食事制限をしたことでかえって太ってしまう原因はもうひとつあります。

それは**空腹感に耐え、食べたいという欲求を我慢することによるストレス**です。

食欲は生きるために欠かせない人間の三大欲求であり、生き物共通の本能です。空腹感に耐えることは本能に逆らうことですから、強いストレスがかかることは想像できるのではないでしょうか。

このように強いストレスを感じたときに、副腎皮質からの分泌が急激に増えるのが、ストレスホルモンと呼ばれる「コルチゾール」です。

コルチゾールは血糖が低下したときに、アミノ酸など糖ではない物質から糖をつくりだす「糖新生《とうしんせい》」という働きや代謝、抗炎症や免疫抑制などをつかさどるホルモンの一種で、生命維持に欠かせません。

このホルモンには心身がストレスを受けると急激に分泌が増える性質があります。これはストレスに体が対抗するために必要な仕組みなのですが、コルチゾールの分泌が増えることにより代謝機能が落ちるだけでなく、脂肪の分解を抑え、全身の細胞に脂肪を蓄えるように指示を出します。

つまり、**ストレスがかかってコルチゾールが増加している状態にあると、体にどんどん脂肪がついていくのです。**

それだけではありません。コルチゾールの分泌が増えると、幸せを感じるセロトニンや快楽を生み出すドーパミンといった神経伝達物質の分泌を抑えてしまいます。

すると、体は手っ取り早く幸せや快楽が得られる行為へと走ってしまうのです。「手っ取り早く幸せや快楽が得られる行為」、それこそが〝食〟です。

辛いことや怒りを覚えることがあると、甘いものを食べたくなる、脂っこいものを食べたくなるといった経験はありませんか？

これは、糖質を摂ることでセロトニンが、脂質を摂ることでドーパミンが増えることに原因があります。

やせたい一心でカロリー制限をしていたのに、あるとき、ちょっとだけ甘いお菓子やパン、揚げ物やスナック類を食べてしまうと「なんて意志が弱いの……」と落ち込んでしまいますよね？

すると、それがストレスになり、ますますコルチゾールの分泌が増え、セロトニンやドーパミンの分泌が減り、それらを求めるため甘いものや脂っこいものが欲しくなり、過食してしまうといった悪循環に陥ってしまいます。

カロリー制限をしたのに太ってしまうのは意志が弱いせいではありません。

もともと体に備わっている本能やホルモンに原因があるのだということを、ぜひ知っていただきたいと思います。

「カロリーゼロ」商品で太る

やせるためには摂取カロリーを制限することが必要、しかしそのことでストレスがたまってしまうと、かえって太る原因になる……この矛盾を解決するための決定打として支持されているのが、各種のカロリーゼロ商品ではないでしょうか。

いまや、コンビニエンスストアの清涼飲料水コーナーとお菓子コーナーには続々とカロリーゼロ商品が増えています。砂糖を使った商品よりもカロリーゼロ商品のほうが多くなる日も遠くないのかもしれない……そんな想像をしてしまうくらいです。

とくにカロリーゼロではない清涼飲料水は、探す必要がある印象です。

飲料ならお茶や水はカロリーゼロですし、食品にカロリーゼロのものはありませんが、こんにゃくやきのこなどの超低カロリー素材を使って、摂取カロリーを抑えることは問題ありませんし、やせたいと思うなら積極的に活用すべきでしょう。

問題は、しっかりと甘いのにカロリーゼロと謳《うた》っている商品の類です。

わかりやすくするため、清涼飲料水を例にとって説明しましょう。

食品に甘みを加えるために添加する成分には、砂糖やデンプン由来などの糖、糖アルコールなどの糖質系甘味料とステビアなどの天然甘味料、アセスルファムK（カリウム）、スクラロース、アスパルテームなどの合成甘味料があります。

これらのうち、カロリーゼロ飲料に使われているのは天然甘味料と合成甘味料で、少量でも強い甘みが得られるのが特徴です。

その甘さはステビア、アセスルファムK、アスパルテームが砂糖の二〇〇～三〇〇倍、スクラロースはなんと約六〇〇倍です。メーカーにとってはコストカットにも役立つ成分だということは間違いありません。

清涼飲料水のラベルでよく見る「果糖ブドウ糖液糖」とはブドウ糖と果糖を主成分とする異性化糖という甘味料の一種で、糖質系甘味料に含まれます。

昔から人気のコーラ飲料の成分表示を見ると「糖類（果糖ブドウ糖液糖、砂糖）」で、五〇〇ミリリットルで二二五キロカロリーとなっています。これが「ゼロ」を謳《うた》ったコーラ飲料になると、「甘味料（スクラロース、アセスルファムK）」で〇キロカロリーと表示されています。ちなみに、アセスルファムKは砂糖の二〇〇倍の甘さを持つ人工甘味料です。

こうした商品を見ると、カロリー制限をするなら人工甘味料が含まれる食品を上手に利用し、「甘いものを摂りたい」という欲求を満たしつつ余分なカロリー摂取を防ぐのが賢い方法と思うことでしょう。

現に、いまのカロリーゼロ商品の人気はこうしたダイエッターに支えられているといって過言ではありません。

しかし、**実際は人工甘味料入りの清涼飲料水、つまりダイエット飲料を常飲するようになって体重が増えてしまったという例がたくさんあるのです。**

その理由を解説する前に、甘いものを食べるとなぜ太ってしまうのか、そのメカニズムを説明しましょう。

私たちが食事をすると、食べ物に含まれる糖やデンプンなどの糖質は消化管でブドウ糖に分解されます。吸収されたブドウ糖は血液中に入り、血液中の糖の濃度が高くなります。これを「血糖値が高くなる・上昇する」といいます。

血糖値が高くなるとそのシグナルを膵臓《すいぞう》がキャッチしてインスリンが分泌され、肝臓や筋肉にブドウ糖を取り込みます。

肝臓や筋肉に取り込まれたブドウ糖はグリコーゲンに変換され貯蔵され、血糖値が下がります。これが血糖値を一定に保つメカニズムです。

ところが食べた糖質量が多いと、肝臓や筋肉でブドウ糖を処理しきれなくなってしまいます。すると、インスリンは余分なブドウ糖を脂肪細胞に取り込むように働きかけるのです。

脂肪細胞に取り込まれたブドウ糖は中性脂肪に変換され、皮下脂肪として蓄積されます。この働きのため、インスリンは肥満ホルモンと呼ばれたりもします。

血糖値の上昇が急激であればあるほど、つまり一度にブドウ糖を摂りすぎると肝臓や筋肉での処理が追いつかなくなってしまいます。

すると、脂肪細胞に取り込まれる量が多くなるだけでなく、インスリンの分泌量が増えるために膵臓への負担が大きくなり、糖尿病のリスクが高くなるというデメリットがあります。

もうひとつ注意すべきことがあります。

それは、「血糖値の乱高下」です。

糖質量の多い食事による「血糖値の急上昇」と、そのあとのインスリンの分泌量が増えることによる「血糖値の急降下」により、血糖値が急激に上がったり下がったりすることを、このように表現します。

血糖値の乱高下は「血糖値スパイク」といい、自律神経の乱れを引き起こす、脂肪の合成が促進され太りやすくなる、がんや認知症のリスクが上がるとされています。もちろん、糖尿病のリスクも高くなります。

つまり、**甘いものを摂りすぎると太る理由は、摂取カロリーが増えるというだけでなく、糖質の摂取量が増えることで血糖値が乱高下することにもあるのです。**

これを踏まえると、「ダイエット飲料はカロリーもゼロなだけでなく糖質もゼロなので、血糖値は上昇せず、太らない」と考えるかもしれません。しかし、先に述べたようにダイエット飲料を飲むようになったせいで太る例は多くありますし、実際に日常的にダイエット飲料を飲んでいる人と飲まない人を比べると、前者の糖尿病の発症の危険性が一・七倍高かったという調査結果もあります。

二〇一七年、カナダのマニトバ大学医学部のメーガン・アザド教授のグループは、人工甘味料を使用した体重管理についての論文のその後を追跡調査した結果を発表しました。

その結果、人工甘味料を日常的に使用している人は、そうでない人に比べて、肥満、糖尿病、心臓病のリスクが高くなったということがわかったのです。

この調査では、被験者が人工甘味料を使ったのか使わなかったのかが本人にも観察者にもわからないように行う「二重盲試験」という方法をとって行われたため、信頼性が高いものとなっています。

この調査により、「人工甘味料には体重を落とす効果がない。それどころか太らせてしまう」ということが証明されたのですが、その理由として考えられることはふたつあります。

まずは人工甘味料の甘さに慣れてしまう、ということ。

人工甘味料は糖質が含まれていないのにもかかわらず、甘さは砂糖の数百倍もあり、強烈です。

さらに、人工甘味料には「熱に安定している」「水に溶けやすい」といった特徴のほか、「苦味が少ない」「甘味の持続が長い」という砂糖にはない特性があります。そのため、砂糖よりも甘味を強く感じてしまうのです。

人工甘味料の甘さに慣れると、味覚センサーが人工甘味料の強い甘さに適応し、強い甘さのものでないと満足できなくなります。その結果、いままで以上に甘いものを求めるようになってしまうのです。

ふたつ目の理由は、人工甘味料がインスリンを分泌させることにあります。糖質とインスリンの関係は先に説明したとおりですが、砂糖だけでなく、人工甘味料を摂ったときもインスリンが分泌され、血糖値が急上昇して脂肪の蓄積が始まることがわかっています。[*1]

また、甘いものを食べるとセロトニンが分泌され、幸せな気持ちになるのは先にも述べたとおりですが、「甘いものを食べると幸せを感じられる」という状態を何度も繰り返すうち、脳はこの快楽がクセになってしまいます。「砂糖依存症」とか「甘いものは麻薬」などといわれるのは、こうした理由があるからです。

この作用は砂糖より甘い人工甘味料ではより強く出るということもぜひ覚えてほしいと思います。

＊1　Azad MB et al. Nonnutritive sweeteners and cardiometabolic health: a systematic review and meta-analysis of randomized controlled trials and prospective cohort studies. CMAJ July 17, 2017 189 (28) E929-E939. PMID: 28716847

運動をしてもやせられないのはなぜ？

ここまで読んでいただいた方には、カロリー制限をしてやせることの難しさを、改めて理解していただいたことと思います。

繰り返しますが、やせる方法は「摂取カロリーを減らすか消費カロリーをより増やす」のどちらしかないので、摂取カロリーを抑えることが難しいのだとしたら、方法はただひとつ、消費カロリーを増やすしかありません。

消費カロリーを増やしてやせる方法というと真っ先に浮かぶのは「運動」です。

テレビや雑誌、書籍だけでなくインターネット上で公開されているダイエット動画でも運動を扱ったものが多く、多くの人がやせるためには運動が不可欠だと思っていることをうかがわせます。

極端に食べる量を減らしたり、栄養が偏った食生活を送ったりするくらいなら運動を頑張ったほうが健康的にやせられる。これが真実のように思えますよね。

誤解していただきたくないのですが、運動を全否定するつもりはありません。運動をすることはダイエットの大敵であるストレスの解消に役立つだけでなく、血流を促して全身の状態をよくする、筋肉をつけて体形を整えるなど多くの効果が期待できます。

しかし、**じつは運動だけでやせようとするのは現実的ではありません。**

思い出してください。「脂肪を一キログラム落とすには、七二〇〇キロカロリー分を消費する必要がある」と説明しました。

これを運動で実現しようとすると、かなり厳しいことになります。

運動による消費カロリーは年齢や体重によって違いがありますし、ＭＥＴｓ（メッツ）という運動強度を数値化した指標を使って計算します。厚生労働省が公表している運動によるエネルギー消費量の簡易換算式は「運動ごとのメッツ×体重×時間×一・〇五」となっていますが少々複雑ですので本書では簡単に説明します。

たとえば体重五〇キログラムの人が時速八キロメートルで三〇分間走ると、約二一八キロカロリー消費できることになります。一キログラムやせるには七二〇〇キロカロリー、つまり一日二四〇キロカロリーの消費を一ヶ月続ける必要がありますから、三〇分間のランニングを毎日続けてもやや足りないということになります。

もちろん、これを実行できる人はいますし、絶対に無理ということはありません。

しかし、雨の日も、クタクタに疲れた日も休まず走ることが果たしてできるでしょうか。これはかなりの難行だといえます。

運動をすると当然お腹が空きますが、そこで食べてしまっては元の木阿弥《もくあみ》というものですし、「頑張ったからご褒美」もせっかく消費したカロリーを無にします。やっていいわけがありません。

となると、運動が楽しい、走るのが気持ちいいという人は問題ありませんが、そうではない人、とくにこれまで運動をしていなかった人には厳しい話です。突然ランニングしたことで筋肉痛などに悩むこともあるかもしれません。

そうした運動の辛さに加え、食べたいという欲求も我慢しなければならず、ストレスが溜まってしまいます。

繰り返しますが、運動は健康によい効果をもたらしますし、しないよりしたほうがいいに決まっています。

しかし、「やせる」という目的を実現するためにだけ取り入れると、無理して頑張りすぎることになり、そのストレスが食に向いてしまうのです。

こうした悪循環を防ぐには、「無理をしない・ストレスを溜めない」ことが重要なのです。

結局、敵はストレスだった

ここまで説明してきたとおり、やせるには摂取カロリーを減らすか消費カロリーを増やすかのどちらかを選択する、あるいは両方を実行するしかありません。

にもかかわらず、どちらの方法を選んでも挫折してしまう、リバウンドしてしまうといったことが起こりがちです。方法は間違っていないのに、目的を達することができない……やせたいと願う人はその矛盾に悩んでいるのではないでしょうか。

そのため、新しいダイエット方法が話題になるたびにそれを試すという、迷子状態になっているのだと思います。

どうして正しい方法を実践しているのに失敗してしまうのか、その理由はストレスにほかなりません。

摂取カロリーを減らそうとすれば、食べたいという自然な欲求や甘いものや脂っこいものなどの美味しい食べ物を我慢しなければならず、ストレスが生まれます。

また、消費カロリーを増やそうとすれば、運動を頑張らなければなりません。運動そのものの辛さだけでなく、「今日もやらなければ」という義務感もストレスの原因です。

我慢しなければ、頑張らなければ、お腹が空いた、体が痛い、憂うつ……。

こういった気持ちのすべてがストレスホルモンを増やして過食という行動に走ってしまい、体内では脂肪細胞がつくられます。

つまり、やせたくて始めた行動が太る原因となってしまうのです。

こうした皮肉な結果を避けるには、**食事法でも運動法でも、「ストレスなく行える」ことがもっとも重要ということになります。**

世の中にはさまざまなダイエット方法があり、いったいどれがもっとも効果的なのか、迷ってしまいそうです。

私もこうした質問を受けることがよくあります。それに対する私の答えはいつも同じ。「**無理せず、しかも一生続けられる方法しかありません**」です。

毎日りんごとノンオイルのツナしか食べないという食生活を送り、三〇キログラムの減量に成功したハリウッド俳優がいました。これを真似れば、短期間で大幅にやせることはできるかもしれません。

しかし、この食生活をずっと続けることができるでしょうか。ここまで極端でなくても、たとえば野菜と果物を中心にしたトップモデルが実践している毎日の食事は、自分にもできるでしょうか。

前者は確実に健康を害するどころか生命を脅かしかねないので絶対に真似してほしくないのですが、後者の食生活なら「美味しい！」「自分に合っている！」と実感する人もいるかもしれません。

それなら問題ないのですが、おそらく多くの人は「憧れのモデルの体型に近づくまで我慢」「目標体重になるまで頑張る」という、無理をした状態になりかねません。

こうなるとストレスホルモンがどんどん溜まっていき、ある日爆発してしまうのです。

せっかくやせようとしたのにかえって太ってしまったという悲劇を招かないためには、「無理をしないこと・我慢しないこと・頑張らないこと」を心がけてください。

さらに、誰かが大幅減量に成功したからという理由で飛びつかないこと。

「この方法を一生続けられるか？」と自分に問うてみましょう。 もし答えが「ＮＯ」だったとしたら、あるいは「目標体重になるまでは続ける」だったら、それはあなたが実践すべき方法ではありません。

それはやせる方法ではなく、やめたとたんに太る方法です。

ストレスなく摂取カロリーを減らす方法

私が肥満外来で指導している摂取カロリーを減らす方法は、**「空腹感」と「満腹感」に従って食べるというやり方です。**

食事の回数はおもに「一日三食」「一日二食」「一日一食」まで三つの説があり、それぞれが正しさを主張しています。

しかし、いずれも「時間」に囚《とら》われてしまうという点では共通しているように思えるのです。

朝七時には朝食を、一二時になったら昼食を、一九時になったら夕食を摂るという生活は規則正しいといえるのかもしれませんが、その一方で「体の声」を無視しているのではないでしょうか。

それよりも大切なのは、**「空腹になったら食べ、満腹になったら食べるのをやめる」**ということです。

これはとてもシンプルな方法にもかかわらず、多くの人が実践できていません。

空腹かどうかに関係なく「一二時になったら食事をする」という習慣は必ずしも正

しいとはいえません。

食べるかどうかは「時間が来たから」で決めるのではなく、お腹が空いているかどうかで決める。それだけで、摂取カロリーを抑えることができます。

さらに、食事の終わりも同様に「お腹がいっぱいになったかどうか」で決めてください。

これはよくあることなのですが、ついつい「まだ残っているから」とか「好きな料理が出てきたから」、または「デザートがあるから」といった理由でお腹がいっぱいでも食べてしまうことがないでしょうか。

これが積み重なることも余分な脂肪をつける原因になっています。**満腹になったらもう食べないと決めるだけで、摂取カロリーはぐっと低くなるはずです。**

とはいうものの、この「満腹感」が曲者《くせもの》。

胃が満タンになってから脳が「お腹がいっぱい」と感じるまで、約二〇分の差があります。つまり、「ああ、もうお腹がいっぱい」と感じたときにはすでに胃は満タン以上に膨れ上がっているのです。

これを防ぐには、ゆっくり食べることに尽きます。

私が勧めているのは、ひと口食べるごとに箸を置くこと。「いただきます」といって箸を手にしてから、食事が終わるまでずっと箸を持ちっぱなしという人は多いのではないでしょうか。これが早食い、大食いを招いているのです。

ひと口食べては箸を置くという行動を習慣化することはゆっくり食べることにつながり、満腹感が得られやすくなります。ぜひお試しください。

消費カロリーを増やすには「基礎代謝」に注目

食欲をコントロールして食事の量を抑えることで、ストレスなく摂取カロリーを減らすことは可能です。では、消費カロリーはどうでしょう。

この章のはじめで、摂取カロリーは食事の量、消費カロリーは活動量と記しました。活動と聞くとすぐに「運動」が連想されるかもしれません。しかし、体にとっての「活動」とは意識的に体を動かす運動だけに限りません。

心臓を動かす、呼吸する、体温を保つなど、体はその持ち主が意識していなくても常に活動を続け、生命を維持しています。この無意識下の活動で消費される、生きていくために欠かせない必要最小限のエネルギーのことを「基礎代謝」といいます。

もう少し詳しく説明しましょう。そもそも「代謝」とは、生体のなかで生じるすべての化学変化とエネルギー変換のことで、体内に取り込んだ栄養素が合成・分解されていく過程を指します。

つまり代謝とは、生命維持に必要なものを体内に取り入れ、必要なくなったものを体外に排出する一連の化学反応で、具体的には次の例があります。

・食事などで体に取り込んだ栄養をエネルギーに変える
・体中に必要なものを巡らせる
・骨や血液、筋肉、脂肪といった体の構成物をつくり、修復する
・いらないものを体外に排出する

代謝は「活動代謝」「食事誘発性熱産生（または熱代謝）」「基礎代謝」の三つに分類できます。

「活動代謝」は、運動や日常動作など体を動かすことで消費されるエネルギーを指します。「消費カロリーを増やしたい」と思ったとき、真っ先に浮かぶのがこの活動代謝といってよいでしょう。

「食事誘発性熱産生」は食事をすることにより発生して消費するエネルギーを指します。食べ物を噛む、食べ物を腸で消化吸収するなど、食事に関わる体の働きが当てはまります。

そして、「基礎代謝」は、動かなくても消費されるエネルギーのことを指します。

「活動代謝」と「食事誘発性熱産生」は動いたり食事をしたりしない限り消費されませんが、「基礎代謝」は活動する・しないに関係なく、起きていても眠っていても二四時間消費されつづけます。

エネルギー消費量の割合でいうなら「活動代謝」が三〇パーセント、「食事誘発性熱産生」が一〇パーセントと合わせて半分にも満たないのに対し、「基礎代謝」は全体の六〇パーセントも占めています。

いかがでしょう。「運動して消費カロリーを増やす」というのは、全体の三〇パーセントしか占めない代謝の量を少しでも増やそうという、ささやかな努力にすぎないということがわかるのではないでしょうか。

そうだとしたら、**もともと消費する割合が大きい基礎代謝の量を増やし、寝ている間でもエネルギーを消費できる体をつくったほうが効率がよく、そして何よりストレスが溜まらないのではないでしょうか。**

運動すると体が疲れるため、「エネルギーを消費した」と実感できますが、基礎代謝は無意識のうちに消費されるためなかなかわかりにくいかもしれません。

そういう人は、ぜひ一度寝る直前と起きた直後に体重を計り、比べてみてください。

必ず朝起きた直後のほうが軽くなっているはずです。このときの体重差が、基礎代謝で減った分と考えてください。

基礎代謝には個人差があるため、夜と朝で二キログラム減る人もいれば、五〇〇グラムしか減らない人もいます。

だとしたら、**基礎代謝を増やして眠っている間にやせる体を手に入れるのは、理想の体を手に入れる究極の方法**だといえないでしょうか。

次の章から基礎代謝を上げるための簡単かつ効果的な方法を解説します。ぜひ生活に取り入れて、無理なくやせる体を手に入れてください。

第二章

究極の「やせ体質」、決め手は「肝臓」にあり！

憧れの「やせ体質」はどんな体？

いまの時代、新しい情報をテレビなどのマスメディアから受け取るという人よりも、SNSから受け取るという人が増えているのではないでしょうか。なかにはプロが発信するテレビの情報よりも、一般人が発信しているSNSの情報のほうが信頼できると信じている人もたくさんいるようです。

そうした情報群のなかでもとくに多いのがダイエット情報で、「私はこの方法で●キログラムやせました」とSNSを通じてアピールする人がとても多いように思えます。

その方法が極端な食事制限だったり、サプリメントだったり、化粧品だったりするものもあり、医者として首をかしげてしまうこともよくあります。

しかし、これは重要なことだから繰り返し何度もお伝えしたいのですが、「これを飲めばやせられる」というものはほぼありませんし、ましてや「これを塗れば脂肪が燃焼する」というものは、まずありません。

「ほぼ」と表現したのは、糖尿病などの疾患があり、食事指導などをしても減量が実現できない患者さんに対しては、処方する薬があるということ。つまり、医師の診断なしに「やせる薬」「抗肥満薬」を手に入れることはできない、ということです。

なかには海外から個人輸入で「やせる薬」を手に入れる、という例もあるようですが、過去にはそれで命を落とすという事例もあったので、日本で承認されていない薬や医師の処方なしでは入手できない薬を強引に手に入れることは絶対にやめていただきたいと思います。

このように、薬などでやせることはほぼ不可能。

「やせたい」という願いを叶《かな》えたいなら、前の章でお伝えしたとおり、食べ物から得られる「摂取カロリー」よりも動くことで失われる「消費カロリー」を増やすしかない、ということになります。

しかし、世の中には同じものを同じ量食べても太ってしまう人と太らない人がいるのも、またたしかなことです。

テレビやインターネットの動画チャンネルで人気の「大食い」のコンテンツで、何人前もの料理をひとりで平らげているのは、だいたいスリムな人たちです。

とんでもない量を食べながらやせている人を見ると、「摂食障害特有の過食嘔吐《おうと》をしているに違いない」という人もいます。その可能性はゼロではないものの、根拠なしに決めつけるのは、正しくありません。

大食いをしているのにやせている理由として考えられることは、ふたつあります。

ひとつめは、「**食事の量にメリハリがある**」ということ。大量に食べることはできるけれど、普段はとても少食だというケースです。

いつも食べている量は普通の人より少なかったり、あるいは一日一食しか食べていなかったりするのに、パーティやバイキングなどにいくと大量に食べることができるという人は少なくありません。

たくさん食べている姿を見ると、つい「いつもこのくらい食べているのだろう」と想像してしまいがちですが、それはただの思い込み、ということです。

そしてもうひとつが、「**どんなにたくさん食べても消費してしまうため、太らない**」ということ。

スポーツ選手を想像すればわかると思いますが、彼らは日々、普通の人の倍くらいの量を食べています。テレビなどでアスリートの食事風景が紹介されることがありますが、彼らは一度の食事で大盛りごはんを何杯も食べるなど、普通の人からすれば考えられないほど大量の食事をしています。

アーティスティックスイミングの選手が一日に摂取する食事の総量は成人男性の倍、という話を聞いたことはないでしょうか。ある元選手は一日に四五〇〇キロカロリーもの食事を摂っていたと選手時代を振り返っています。

それほど食べているのに、肥満体のアスリートはいません。これは、食事で摂取したエネルギーよりも、はるかに運動で消費するエネルギーのほうが多いということ。

つまり、彼らこそダイエットをしたい人が憧れる「**食べても食べても太らない体**」の持ち主なのです。

しかし、その羨ましい体も永遠に保てるわけではありません。

学生時代、体育会に所属し、日々ハードな運動を続けていた人が、卒業後体を動かさなくなったら一気に太った。そんなケースを目にしたことはないでしょうか。

これは、運動をしなくなったというのに、運動をしているときと同じ量の食事を摂っていることで起きています。

先にアーティスティックスイミング選手の食事量を紹介しましたが、引退後も同じように四五〇〇キロカロリーもの食事をしていたら、どんどん太ってしまうに決まっています。それどころか、生活習慣病のリスクも上がるに違いありません。

さて、ここまで説明してきて、「たくさん食べるなら、たくさん動かないと太る」ということごく当たり前のことがわかったと思います。

では、やせるためには運動することが不可欠なのかというと、これがそうとは限りません。

もちろん、運動することは健康を維持するためにも重要だということは間違いありません。

しかし、「やせるためには運動しなければならない。しかもハードに」と思うと、それだけでストレスになってしまいます。ストレスがダイエットの大敵であることは、前章で述べました。

そこで、注目してほしいのが、前章で説明した「基礎代謝」です。

「脂肪を燃やせる体」とは

「食べても食べても太らない体」とは、食べた分をどんどん消費してしまう体です。多くのアスリートがそんな体を手に入れているのは先に説明したとおりですが、じつはこれは単に「激しい運動で食べた分のエネルギーを消費してしまうから」というだけの理由ではありません。

秘密はアスリートの基礎代謝の量にあります。

アスリートは激しい運動を継続して行うことにより、一般の人よりも筋肉が発達しています。筋肉が大きいほど筋力が強く、それに伴い消費するエネルギー量も増えます。

これは静止しているときも同様で、**筋肉が大きいほどじっとしていても消費するエネルギー量、つまり基礎代謝の量が大きくなるのです。**

「やせ体質をつくる」という話になると、定番のように筋トレが推奨されるのは、基礎代謝の量を大きくして、じっとしている間でも脂肪を燃焼する体をつくることが目的です。

もちろん、筋トレの効果はそれだけではありません。

メリハリのあるボディラインをつくったり、姿勢をよくしたり、運動することによって精神を安定させてストレスによる過食を防いだりと、さまざまなメリットがあります。

とはいえ「やせたい」と願う人にとって最大のメリットが「筋肉をつけることで基礎代謝を上げる」ことだといえるでしょう。

もうおわかりですね。「食べても食べても太らない体」「余分な脂肪がつかない体」、つまり**「やせ体質を持つ体」とは、基礎代謝が高い体なのです。**

体のなかには基礎代謝の高い部位がある

食べるとすぐに体重が増えてしまう人がいます。

そうした人のほとんどは運動の習慣がないため、「太っているのは運動をしないせい」だと決めつけてしまう傾向にあるようです。

前項で説明したとおり、筋肉量が多いほど基礎代謝の量も大きくなるため、「やせやすい＝筋肉がついている」「太りやすい＝運動をしないから筋肉がない」と思い込むのは無理もないかもしれません。

しかし、**体でエネルギーを消費しているのは、筋肉だけではありません。**

私たちは、生きているだけでエネルギーを消費しています。そして、その基礎代謝の量は体の部位によって異なります。

たとえば、息を吸って吐くという意識していない行動でも私たちの体はエネルギーを消費していますし、心臓が鼓動を打つだけでもエネルギーを消費しています。

余談になりますが、日本では承認されていない「やせ効果がある薬」と呼ばれるもののなかには、動悸《どうき》が激しくなる副作用を持つものがあります。その結果、基礎代謝の量が多くなってやせるという仕組みですが、これが引き金となった死亡例がいくつも報告されています。

個人輸入などで手に入れることも可能な時代だからこそ、「やせる」という言葉に釣られないよう注意していただきたいと思います。

ちなみに、この薬は決して毒物ではなく、医師の管理のもとに処方されているものだということを付け加えておきましょう。

話を戻します。「エネルギーは体のあちこちで消費され、その消費量、つまり基礎代謝の量は部位によって異なる」という話です。

では、基礎代謝の量が多い体の部位ベストスリーを紹介しましょう。

・基礎代謝量ベストスリー

一位　筋肉
二位　肝臓
三位　脳

詳しい内訳は、左の表のようになります。

多くの人が、より多くエネルギーを消費するには運動することや動くこと、つまり筋肉を使うことがキモだと思っているのではないでしょうか。

しかし、左の表をご覧いただければわかるように、骨格筋、つまり**筋肉の基礎代謝量は体のほかの器官に比べてずば抜けて大きいわけではありません。**

むしろ、肝臓や脳とほとんど差がないとさえいえるのではないでしょうか。

脳の基礎代謝量が筋肉とさほど変わりがないことを、意外と感じる人もいるかもしれません。

しかし、勉強や仕事などでいつもより多く考えごとをし

ヒトの臓器・組織における安静時代謝量

安静時——じっとしているとき——の代謝量は組織ごとに大きく異なり、骨格筋の代謝量は臓器よりも低い

分類	比率（%）
全身	100
骨格筋	22
肝臓	21
脳	20
心臓	9
腎臓	8
脂肪	4
その他	16

（厚生労働省e-ヘルスネット「加齢とエネルギー代謝」より）

た、悩みごとがあって深く考え込んでしまったなど、いわゆる「頭を使った」とき、やけに甘いものがほしくなったという経験はないでしょうか。

これはまさに、脳がエネルギーを消費している証拠といえます。

ちなみに、頭を使ったときに甘いものがほしくなるのは、脳のエネルギー源が糖分に限られていることが原因です。

体の臓器・組織別の基礎代謝量比較はさまざまなデータがあり、なかには一般成人で肝臓・約二七パーセント、脳・約一九パーセント、筋肉・約一八パーセントというデータもあります。

このデータは一九八九年のＦＡＯ／ＷＨＯ／ＵＮＵ合同特別専門委員会報告によるものです（ＦＡＯ……国際連合食糧農業機関、ＷＨＯ……世界保健機関、ＵＮＵ……国際連合大学）。

いずれのデータでも、内臓だけで基礎代謝の量の約四〇パーセント以上を占めています。**なかでも肝臓の基礎代謝の量が多い**、ということがわかります。

では、肝臓の基礎代謝の量が多いのはなぜでしょうか。その理由を解き明かしていきましょう。

肝臓は「人体最大の処理工場」

お酒は肝臓に害があることや、ひとたび肝臓の病気になると治りにくいこと、とくに肝臓がんは致死率が高いことは割と知られています。

しかしながら、肝臓が実際にどのような役割をしているのかを詳しく知っている人は少ないのではないでしょうか。

肝臓には、大きくわけて四つの役割があります。それが、**①代謝作用、②解毒作用、③エネルギーの貯蔵、④胆汁《たんじゅう》の生成・分泌作用**です。ひとつずつ説明しましょう。

①代謝作用

食べ物は口から入って胃で消化・分解されます。その後、腸に運ばれると腸壁から栄養が吸収されます。そして、最終的に栄養を絞りつくされた食べ物のカスが、便となって排出されます。

私たちは食べ物の栄養素をそのまま利用することができず、いったん胃や腸で消化・分解・吸収というプロセスを経たのち、利用しやすい物質に変えて肝臓に貯蔵しておく必要があります。そして、必要に応じてそれらを分解し、エネルギーをつくりだしています。

肝臓で分解された物質は血液に乗って体内を巡り、さまざまな器官や臓器に運ばれていき、利用されていきます。このように、**食べ物の栄養素を利用しやすい形に分解・合成する働きを「代謝」といいます。**

肝臓が病気などのトラブルで機能が低下すると代謝の働きも落ちてしまい、食事をしても必要なエネルギーや物質に分解されにくくなります。これが代謝の異常です。

大量の食事をする、脂肪分や糖分を必要以上に摂取する、アルコールを過剰に摂るなどして必要以上のエネルギーを摂ると、肝臓に脂肪が蓄積し、肝臓の機能が低下してしまいます。

食べすぎや飲みすぎ、栄養の偏りは肝臓にとってても大きなトラブルの原因になるということを、覚えておいてください。

②解毒作用

私たちは日常的に食べ物以外にさまざまなものを摂取しています。具体的にいうなら、アルコールや薬剤、食品添加物などが挙げられます。

これらは体の器官や臓器にとって必要不可欠なものだとは限りません。毒物とまではいいませんが、負担になる場合もあります。

肝臓はこうした物質や、代謝の際に生じた体にとって有害な物質を、負担の少ないもの、すなわち毒性の低い物質に変えて、尿や胆汁中に排泄《はいせつ》させるという役割を持っています。それが、解毒作用です。

健康やダイエットに気を使う人のなかには、サプリメントを利用しているケースがよくあります。サプリメントは不足しがちな栄養素を効率的に摂取するための賢い方法だと主張する人もいるようです。

たしかに、食事からでは摂るのが難しい栄養素もあるため、サプリメントを活用するのは決して悪いことではありません。

しかし、錠剤であれ粉末であれ、サプリメントという形にするためにはさまざまな添加物が必要になります。これらが肝臓に負担をかけているということを、サプリメントを愛用する方には知っておいてほしいと思います。

さらにいうなら、ほとんどの栄養素には「一日に摂るのはこれくらいが望ましい」

などとして推奨される摂取量があります。

サプリメントなら軽くそれを上回る量を摂ることができますが、**健康維持に必要な栄養素でも、過剰に摂取することが体にダメージを与えることもあるのです。**

その代表例が、ビタミンAやEといった油溶性ビタミンです。**必要な栄養素でも、サプリメントで摂りすぎると肝臓に負担になる**ことを、ぜひ知っていただきたいと思います。

③エネルギーの貯蔵

肝臓には食事から得られた三大栄養素（タンパク質・炭水化物〔糖質+食物繊維〕・脂質）をはじめ、消化管から得られた栄養素を分解したり合成したりするほか、これらの物質を蓄えておく働きがあります。

タンパク質はアミノ酸という有機化合物に分解され、消化吸収されたのち、肝臓で取り込んだアミノ酸を体内で必要なさまざまなタンパク質につくりかえます。

また、脂質は脂肪酸とグリセリンに分解・吸収され、肝臓では脂肪酸から中性脂肪、コレステロール、リン脂質、リポタンパクという物質を合成し、細胞膜やホルモン、胆汁酸をつくる材料にします。

さらに、炭水化物のうち、食物繊維以外の糖質は最終的にブドウ糖（グルコース）に分解されて、体や脳を動かすエネルギー源として使われます。すぐにエネルギーを必要としない場合は、グリコーゲンとして肝臓や筋肉に蓄えられます。

このように、**肝臓は合成されたグリコーゲンやアミノ酸、コレステロールなどのほか、腸から吸収されたビタミン類、鉄などを貯蔵して体内に送り出す役割を果たしています。**

④胆汁の生成・分泌作用

胆汁とは肝臓のなかでつねに分泌されている物質であり、小腸で脂肪の消化を助ける働きと、肝臓内の不要な物質（老廃物）を排出する働きがあります。肝臓でつくられた胆汁は、胆嚢《たんのう》で濃縮・貯留されて十二指腸に送り出されます。

胆汁には脂肪の消化を助ける「胆汁酸」と、黄色の色素である「ビリルビン」、それから「コレステロール」が含まれており、過剰なコレステロールを体外に排出する際に必要です。

肝臓の機能が低下して胆汁の流れが滞ると、老廃物が排出されにくくなります。すると、血液中にビリルビンが増え、皮膚や白目が黄色くなることがあります。これが、肝臓になんらかの障害が起きている目安にもなる「黄疸《おうだん》」と呼ばれる症状です。

いずれの働きも、人の生命活動を維持するために欠かせないものだということがおわかりでしょうか。

これらの働きを維持するため、肝臓はエネルギーをつくりだしたり、食事で摂ったエネルギーの貯蔵に働いたりなどして、私たちが起きている間だけでなく眠っている間も、休みなく活発に働きつづけています。

肝臓の機能は、それぞれに大量のエネルギーを消費しているため、体のどの器官よりも高い基礎代謝量を示しているのだと考えられます。

「筋肉は眠っている間も食べた分のエネルギーを消費している」といわれますが、それ以上に肝臓は働き、エネルギーを消費しているということがわかったのではないでしょうか。

「酒飲みはやせにくい」。その真実の理由は肝臓にあり

お酒が好きな人のお腹が大きく出ている様子を「ビール腹」と呼んだり、毎日のようにお酒を飲んでいて、すでに飲酒が習慣になっている人にスリムな人がいなかったりすることから、「お酒を飲むと太る」というのは定説になっているように思えます。

一方で、「お酒はエンプティカロリーだから飲んでも太りにくい」という言葉を耳にしたことはないでしょうか。

「エンプティカロリー」とは、カロリーがエンプティ、つまり空《から》（＝ゼロ）もしくはとても少ないという意味だとされていましたが、これは誤り。

正しくは「栄養がないのにカロリーが高いこと」を指しています。

ジャンクフードなどが代表的なエンプティカロリーの食品です。

アルコールのカロリーは体内に入ったあと、真っ先に消費されるため、脂肪として蓄積されることはないとされます。

しかしその代わり、お酒に含まれる糖分やつまみとして摂っている食べ物のカロリー消費が後回しにされるため、体に蓄積されやすくなります。

お酒を飲むと太るのは、こうした理由があるからだとされています。

一方で、焼酎やウイスキーといった糖質の少ない蒸留酒を飲んでいる、ほとんどつまみを摂らないという人でも太ってしまうというケースはたくさんあります。

つまり、お酒を飲むと太る理由は別にあると考えられます。

そこで、肝臓です。

お酒を飲むと、アルコールを分解するため、肝臓はフル活動しなければなりません。

さらに、肝臓がアルコールを分解する際、「NAD$^+$（ニコチンアミドアデニンジヌクレオチド）」という補酵素が必要になります。

NAD$^+$はアルコールを分解・代謝するためだけでなく、脂肪の分解にも使われる物質です。

ところが、お酒を飲みすぎるとNAD$^+$はアルコールの分解・代謝に使われてしまい、脂肪の分解・代謝反応に使われなくなってしまうのです。

お酒をよく飲む人は、やせ型なのにお腹だけぽっこり出ているなど、太り方に特徴があります。

これは**肝臓が分解できなくなった脂肪がお腹周りなどについてしまうことが原因**だ

と考えられます。

つまみを食べすぎているわけでもないし、飲んだあとに「締め」と称してラーメンなど高カロリーのものを食べているわけでもない。それなのにお腹だけがぽっこり出ているという酒飲みはたくさんいます。

それは、肝臓の機能が弱くなっている証拠なのです。

肥満防止だけでなく、肝臓の健康を守るためにも、お酒は控えるべきだと改めて自覚してほしいと、医師の立場から強く言わざるを得ません。

ぜひ、禁酒……とまではいかなくても、酒量を見直すなど、「節酒」を検討してほしいと思います。

肝機能を高めて代謝を上げればやせられる!?

やせるためには運動が不可欠。それはいままでいうエクササイズが「美容体操」と呼ばれたころからの常識でした。

脂肪を燃焼させるための有酸素運動と、体形を整え、さらに基礎代謝を上げるための筋トレのふたつを行うことで効率よくやせることができるとして、多くの人が運動にチャレンジしてきたことでしょう。

私の患者さんのなかにも、運動をしなければやせられないと頑張るものの、習慣化できず挫折してしまう人がたくさんいました。

「有酸素運動でやせる」というのは、医師の立場からするとなかなか達成が難しく、患者さんにお勧めしづらい方法だといえます。

そもそも有酸素運動とは、体内の糖質と脂肪をエネルギー源として二〇分程度継続することで、脂肪燃焼効果が高まるといわれるもの。

ＷＨＯのガイドラインでは、体重増加を防ぐにはウォーキングや散歩などの軽い有酸素運動を週に一五〇分程度行うことが推奨されています。

この「軽い有酸素運動」には徒歩や自転車による通勤など、さらに日常生活においての家事などの身体活動も含まれていますが、それを考慮しても一日二〇～三〇分程度の運動を継続して行うことが望ましい、というわけです。

しかも、このペースで有酸素運動を継続的に行ったとしても、すぐに脂肪燃焼効果が出るわけではありません。

だいたい、運動を始めてから「やせた」という実感が得られるまでには三ヶ月程度の時間がかかるといわれています。

これは運動を始める前と食生活がまったく変わっていない場合の数字ですので、食事制限を組み合わせて摂取カロリーを減らせば、もっと早く効果が表れます。

しかし、それでも一ヶ月はかかることでしょう。

だからといって、有酸素運動に意味がないということではありません。

日常的な運動を習慣づけることにより、血行がよくなる、血圧が安定する、悪玉コレステロールが減少する、良質な睡眠が得られるようになる、ストレスが解消されるなど、心身の健康によい効果はたくさんあります。

ただ、**運動の目的を「やせる」においてしまうと、なかなか体重が落ちないことに**

意識が向いてしまい、ストレスになってしまいます。

また、継続しなければ意味がないのに三日坊主で終わり、それが自己嫌悪につながって、さらにストレスに……ということも起こります。

筋トレも同じことがいえます。

やせる・やせないではなく、筋肉がついてくることや以前より多くスクワットができるようになった、重いウエイトをもちあげられるようになった、というような**運動の成果や体調の変化にフォーカスするほうが、体重に一喜一憂するよりよほど健康的です。**

有酸素運動にしろ筋トレにしろ、継続して行うことにより基礎代謝量が増えてやせ体質になれる可能性はとても高いです。

しかし、それだけを目標にしてしまうとストレスの原因になりかねません。

先ほど紹介した、基礎代謝量ベスト・スリーを思い出してください。

筋肉の基礎代謝量と肝臓の基礎代謝量はほとんど変わりませんでしたし、筋肉より肝臓の基礎代謝量のほうが多い可能性もあります。

だとしたら、**辛い運動を我慢して行うよりも、肝臓の機能を高めるほうが簡単**ということはないでしょうか。

しかも、肝臓の機能を高めることができれば、さまざまな病気のリスクを低くして、より健康になれる可能性もあります。

化学調味料をはじめとする化学合成物質にまみれた現代人は、知らず知らずのうちに毒物を体に溜め込んでいる生活を送っています。

解毒を担当する肝臓はフル稼働して疲れているかもしれません。

健康に気を使ってサプリメントを取り入れることで、さらに肝臓に負担をかけているという人も少なくないでしょう。

だからこそ、肝臓に注目し、その機能を高めることが必要だといえます。

その副産物で基礎代謝が上がり、脂肪が燃焼しやすいやせ体質が手に入るなら、これはすぐにでも始める価値があります。

いよいよ次の章から肝臓の機能を高める方法を紹介します。

第三章

肝機能を高め、脂肪を燃焼する「しじみ」

肝臓からのサインは控えめです。見落としていませんか?

ここまで読んでこられたなら、肝臓という臓器がどのような役割を果たしているか、どれほど健康維持に重要なのかについて、よくわかったのではないでしょうか。そして、肝臓機能を高めることの大切さも認識できたことと思います。

とはいえ、「肝臓の機能を高める」というのは簡単ですが、では実際に自分の肝臓がどういう状態なのか、自覚することはとても難しいのが現実です。

たとえば胃の機能が落ちていると、胃痛やむかつきといった症状が出て、不調を自覚することができます。

心臓や肺でも動悸《どうき》が激しい、呼吸が苦しいという自覚症状がありますし、腎臓もむくみやだるさが出る、頻尿になるなど、何かしら不調のサインがあります。

ところが、**肝臓は「沈黙の臓器」といわれるように、調子が悪くなったときの症状が出にくい**ことで知られています。

急性肝炎を例に取ると、初期には発熱、倦怠感《けんたいかん》、のどの痛み、頭痛といった症状が出ます。

しかし、これらは風邪の症状とよく似ているため、まさか肝臓からの危険信号とは思わず、見落としてしまうのです。そして、次には黄疸《おうだん》、尿が濃い黄色になる、食欲が落ちる、吐き気がする、腹痛が起きるという症状が短期間で表われ、それでも放置していると意識障害を起こす……といった具合に、病状が急に進んでしまうのも肝臓病の特徴です。

つまり、**不調のサインは見落としやすいのに、症状の悪化が速いというやっかいな臓器、それが肝臓**だといえます。

だから、不調を見つけてから対応するのでは遅いこともあり得るということ。**肝臓のケアや機能を高める工夫は、日常的に行う必要があります。**さらに付け加えるとしたら、肝臓の不調は決して見逃さないでほしいということ。

次に肝臓の機能が低くなっているときのサインを列記しました。もし身に覚えがあったら、すぐにでも対策を始めてください。

繰り返しますが、肝臓は沈黙の臓器、不調の芽を見つけにくいのが特徴です。些細《ささい》な変化も見逃さないことが重要です。

●肝臓の機能が低下しているときの症状
・疲れやすくなった。だるさを感じるようになった。気力がない
・お酒が美味しいと感じられなくなった、弱くなった
・食欲が落ちている。とくに脂っこいものは食べたくない
・足がむくむ。お腹が張る
・尿の色が濃い（茶褐色など）
・皮膚や白目が黄色っぽくなった。黄疸がある
・皮膚がくすんでいる、黒ずんでいる

このような症状が出ている場合は医師の診断を受けることをお勧めします。

肝機能を高める〝特別な〟アミノ酸があった

お酒を飲みすぎたとき、疲れを感じているときなどは肝臓が疲れているかもしれません。

この状態を放置したままにすると、肝機能が低下し、それが病気へと変化していく可能性は決してゼロではありません。

ほかに異常を感じる部位がないにもかかわらず、疲れやだるさなどの不調を感じたときは肝臓の異変を疑って、まず医師に相談してください。

そのうえで日常的な機能改善を目指してみましょう。

肝臓の機能が低下していると感じたとき、まず必要なのが休息です。お酒を飲むのを控える、いわゆる「休肝日」を設けるだけでなく、ゆっくり風呂につかる、きちんと睡眠をとるなどして体を休めることが第一です。

そのうえで意識してほしいのが、食事です。

肝臓の機能が低下しているときに取り入れたい栄養素は、次のとおりです。

・ビタミン・ミネラル

ビタミンやミネラルなどの栄養素は肝臓がさまざまな機能を果たす過程で欠かすことができません。ところが肝臓の機能が衰えると、これらの栄養素を蓄える力が弱くなってしまいます。

肝臓が弱っていると感じたら、積極的に食事でビタミン・ミネラルを補給するよう、工夫しましょう。

肝機能を守るには、抗酸化作用が高いビタミンA・C・Eが役立つとされます。

ビタミンA・C・Eが多く含まれる食品の例は次のとおりです。

・ビタミンA……にんじん、ほうれん草などの緑黄色野菜、うなぎなど
・ビタミンC……レモン、ブロッコリー、かんきつ類など
・ビタミンE……大豆類、アーモンドなどナッツ類、青魚など

そして、ミネラルを多く含む食品の例は、次のとおりです。

・海藻類、きのこ類、パセリなど

・タンパク質

タンパク質は体内の細胞をつくる、傷ついた部位を修復する役割があります。肝臓の機能が衰えているということは、肝臓がダメージを受けているということ。早い修復を目指すためにも良質なタンパク質を摂りましょう。

タンパク質を多く含む食品例は、次のとおりです。

・肉（豚肉・鶏肉がタンパク質が多く、おススメ）、卵、牛乳および乳製品、魚、大豆など

ビタミンやミネラル、タンパク質は食べ物よりもサプリメントのほうが手軽に補給することができます。

しかし、先にも述べたように、サプリメントは栄養素以外の物質が多く含まれているため、それを解毒するために肝臓を余計に働かせることになってしまいます。

これでは「肝臓の機能を修復し、高める」という目的に合いません。

特別なことをする必要はありませんが、バランスのとれた食事を心がけ、飲酒を控

え、よく睡眠をとるだけでも効果があるので、ぜひ試してください。

さらに取りいれたいのが「肝臓の機能を高めるもの」です。

それが「**オルニチン**」です。

オルニチンとはタンパク質を構成するアミノ酸とは異なり、体中を血液とともに巡る「遊離アミノ酸」という特別なアミノ酸の一種で、おもに肝臓で働きます。

肝臓にはエネルギーの産生に関する「TCAサイクル」、ブドウ糖を新たに合成する「糖新生《とうしんせい》」、アンモニアを解毒する「オルニチンサイクル」という三つの主要な代謝経路があります。

オルニチンは体に入ると肝臓内にあるオルニチンサイクルに入り、体内に存在する有害物質アンモニアを尿素に変えて体外に排出する解毒作用を助けます。

アンモニアを減らすことで、エネルギー産生に関わるTCAサイクルと糖新生というふたつの代謝を円滑にしていると考えられています。

つまり、**オルニチンが不足すると肝臓の代謝機能が低下してしまうのです。**

スーパーアミノ酸、オルニチンの役割

オルニチンの働きは、肝機能を高めるだけではなく、ほかにも複数の重要な役割があります。以下に挙げてみます。

①成長ホルモンの分泌促進

成長ホルモンは子供が成長する過程でのみ不可欠な物質、と決めつけていないでしょうか。

もちろん、文字どおり体を成長させるホルモンではありますが、成長ホルモンにはそれだけではなく、次のような働きがあります。

・タンパク質合成促進

筋肉細胞へ運ぶアミノ酸の量を増やし、タンパク質の合成を促し、引いては筋肉の発達を促します。

・脂質代謝促進

脂肪組織から遊離脂肪酸やアミノ酸の一種であるグリセロールの生成を促進して、脂肪酸を燃焼させます。

・ミネラル代謝促進

カルシウムやマグネシウムの利用効率を上げて、骨の形成を促します。

・コラーゲン合成促進・細胞増殖促進

成長ホルモンには皮膚内部にあるコラーゲンの合成を促したり、皮膚細胞の生まれ変わりサイクルを進めたり、傷ついた細胞を修復して新しい細胞が増えるのを促したりする作用があります。睡眠中に傷ついた細胞を修復するのも成長ホルモンの大切な働き。皮膚の新陳代謝も、成長ホルモンが関わっています。

健康維持だけでなく美容にも重要な成長ホルモンなのですが、その分泌量はだいたい二〇歳をピークに、加齢とともに減少します。

だからこそ、その分泌を高めるオルニチンを補給する必要があるのです。

②疲労改善

暴飲暴食や飲酒、ストレスなどが重なると、その状態から回復させるため、肝臓はフルで働きます。

その結果、「肝臓が疲れる」という状態に陥り、機能が低下してしまいます。

こうなると肝臓は本来果たすべき代謝や解毒といった役割を果たすことができなくなり、エネルギーが不足する、毒素が溜まるという状態に陥り、全身の疲労感につながっていきます。

体内に溜まる毒素の例として挙げられるのが、アンモニアです。

アンモニアはタンパク質が代謝される過程でつくられ、肝臓で尿素に合成されて排《はい》泄《せっ》されます。

しかし肝臓の機能が衰えると血液中にアンモニアが溜まってしまいます。

これが、高アンモニア血症です。

この状態がひどくなるとアンモニアが脳まで到達してしまい、肝性脳症を引き起こすと考えられています。

オルニチンはアンモニアを減らすことで肝臓の疲労と機能の回復に大きく貢献しているのです。

③睡眠改善

理想的な睡眠時間は七〜八時間といわれますが、それだけきちんと眠っている人は少ないのではないでしょうか。

実際、厚生労働省の調べによると、日本人の睡眠時間でもっとも大きな割合を占めるのが六〜七時間で、約三五パーセントなのだとか。

次に多いのが五〜六時間の約三〇パーセントで、理想といわれる七〜八時間は約一九パーセントしかありません。

さらに同調査で「睡眠の質の状況」を調べたところ、五五パーセントの人が「疲労はまあまあとれている」と答えた半面、「疲労は十分とれている」と答えた人は全体の約二四パーセントしかいませんでした（厚生労働省「平成30年国民健康・栄養調査」より）。

ぐっすりと眠れたという満足感のある睡眠のことを「睡眠の質がよい」と表現しますが、睡眠の質を決めるのは、起きたときに疲労感がとれているという実感があることにあります。

オルニチンを摂取することにより疲労回復が促され、よい睡眠とすっきりした目覚めをもたらすことができると期待されています。

また、オルニチンを摂取するとストレスホルモンの分泌を抑えることができることも、睡眠の質が上がる理由とされています。

オルニチンは、まだ耳なじみのない成分かもしれません。しかし、ここまで説明してきたように、肝機能の向上をはじめ、さまざまな効果があると報告されているのです。

脂肪燃焼や美容、健康に役立つオルニチンは、どのように摂ればよいのでしょうか。

さらに詳しく説明していきましょう。

オルニチンの宝庫はしじみだった

多くの健康効果を持つオルニチン、肝臓のためにも食べ物から摂るのが一番です。そこで、オルニチンが含まれる食品を下の表で紹介しましょう。

いかがでしょう。**圧倒的にしじみのオルニチン量が多い**ことが一目瞭然です。

しじみ一〇〇グラム分のオルニチン量をほかの食品で摂ろうとすると、どれも膨大な量を食べなければならず、ほぼ実現不可能だということがわかるのではないでしょうか。

しかも季節により差がありますが、しじみ一〇〇グラムの価格は一〇〇～三〇〇円とい

オルニチンが含まれる食品

食品	オルニチン量（100gあたり）	食品100gの目安
しじみ	10.7～15.3mg	35個
きはだまぐろ	1.9～7.2mg	刺身７～10切れ
チーズ	0.76～8.47mg	スライスチーズで５枚
ひらめ	0.6～4.2mg	ひと切れ
パン	0.4mg	6枚切り食パンで1.5枚

（協和発酵バイオサイト「健康成分研究所」より）

ったところ。**コストパフォーマンスの面から見ても、しじみがベストだということがわかります。**

昔から「お酒を飲んだ翌朝はしじみの味噌汁がいい」といわれてきました。さらに、「遺跡から殻が出土するなど、しじみは縄文時代から食べられていたと考えられる」など、日本人が古くからしじみを食べていたと思われる証拠もあります。

これは体験的にオルニチンの力を知っていたということなのでしょう。

先人の知恵に敬意を表したいですね。

オルニチンだけじゃない！　コハク酸にも注目！

しじみの凄さは豊富なオルニチン量だけにとどまりません。最近、その高い健康効果で注目されている「**コハク酸**」という名前を聞いたことがないでしょうか。

コハク酸とは琥珀《こはく》から発見された成分で、発酵食品に含まれるほか、植物界では未熟な果実に広く存在し、動物界では二枚貝に多く含まれるうまみ成分です。

うまみ成分というと、調味料にも使われるグルタミン酸やイノシン酸が浮かぶかもしれません。コハク酸はそれらの仲間ですが、酸味や苦みが強いので、単独で使われることはあまりないようです。

コハク酸が注目されているのは、なんといってもその健康効果。

現在報告されているだけで、次のような効果が期待されています。

・がん細胞増殖抑制

二〇〇九年、広島大学加藤範久教授の研究グループが、**コハク酸には大腸がん・胃がんのがん細胞の増殖を抑える効果があることを発見**しました。ラットによる実験段階ではありますが、今後は人への応用が期待されています。

・疲労回復・体力向上

コハク酸は酸素を産生する働きがあります。酸素は筋肉細胞のエネルギー源のため、筋肉疲労の回復をスムーズにし、さらに体力アップの効果があるとされます。

・脂肪燃焼促進

動物実験の段階ですが、コハク酸に、摂取することにより脂肪の燃焼促進効果があることが証明されたという研究結果が、科学誌『ネイチャー』に発表されました。それによるとコハク酸を摂取しているラットは太りにくく糖尿病にもなりにくいのだとか。人間にも同様の効果が期待されています。

・代謝向上による血行不良の改善

コハク酸はクエン酸回路というエネルギー代謝に関わる成分です。そのため、**コハク酸を摂るとエネルギー代謝が活発になり、血行が促進されます。**血行が悪いと冷え性やむくみ、腰痛、肩こりといったトラブルの原因となりますので、緩和・改善を目的にコハク酸を摂取するのもよさそうです。

・肌荒れの改善

コハク酸は保湿効果や新陳代謝促進の作用があるとされています。 加えて、肌を引き締める収れん作用もあるのだとか。そのため、肌荒れを改善する、肌のキメを整える、化粧ノリをよくするといった美肌効果を期待して、さまざまな化粧品にも配合されています。

コハク酸は生物が呼吸するときに必ず体内で産生され、消費される物質です。海中で酸素を吸って生きているあさりやしじみなどの二枚貝は海から離れると、体内のグリコーゲンを分解し、コハク酸をつくって生きつづけます。つまり、過酷な環境に置かれ、その時間が長くなるほどコハク酸量はどんどん増えていくのです。

しかし、それも永遠ではありません。ある程度時間が経つとコハク酸は産生されなくなり、生きつづけるために消耗していきます。そして、体内のコハク酸がなくなると死に至り、腐敗が始まります。

コハク酸の含有量を比較すると、左の表のようになります。

コハク酸は二枚貝に多い成分とはいえ、あか貝やほたてには少なく、圧倒的にしじみに多く含まれていることがよくわかります。

つまり、**しじみは肝機能を高めて基礎代謝量を上げるオルニチン、脂肪燃焼を促すコハク酸の両方が含まれているの**です。**ダイエットに最適な食材**だということができるのではないでしょうか。

しかも、日本人にとって古くからなじみのある食材なので、無理なく続けること

貝のコハク酸の含有量

種類	食品100g中のコハク酸量（単位・mg）
しじみ	152
あさり	111
かき	99
はまぐり	82
ばていら（しったか）	61
あか貝	29
とこぶし	33
ほたて	8

（和洋女子大学紀要27「貝類の呈味成分について」より）

とができるというのが最大のメリット。

体重を落としたい人だけでなく、お酒をよく飲む、疲れやすいという人や冷え性などに悩んでいる人にもおススメできます。

手軽に取り入れられるしじみですが、じつはさらに栄養価を高める方法があります。

次章ではオルニチンとコハク酸の量をさらにアップさせる方法とともに、美味しく取り入れる方法もご紹介します。

第四章

健康効果を爆上げする「凍らせしじみ」

現代人に必要な「しじみパワー」

常に睡眠不足や運動不足に悩まされている。それなのに食事の量は多く、しかもその内容は脂っこいものや糖質が多いうえに食品添加物などの薬品を摂取することも多く、さらにストレスも多い。それが現代人の生活ではないでしょうか。改めて、健康を害する要素ばかりだと気づかされます。

その結果が、取れない疲労感と肥満、そして肝機能の衰えではないでしょうか。先に述べた要素は、すべて肝臓を害し、太ってしまう要因なのです。

いま、「もう少しやせたい」と思っている人はたくさんいることでしょう。

その証拠に、テレビでも雑誌でもダイエット特集が組まれ、動画サイトではたくさんの人がダイエットやトレーニングの方法を紹介しています。

私の医院にも、減量したいと願う患者さんが毎日大勢いらしています。

標準体重に近づけるために体重を落とすことは、健康を維持するためにも大切なことです。

生活習慣病も、やせることで状態がよくなり、減薬が達成できるどころか、薬が不要になるというケースもよくあります。

ちなみに、標準体重は「身長（メートル）×身長（メートル）×二二」で算出します。たとえば身長一七〇センチなら、「一・七メートル×一・七メートル×二二＝六三・六キログラム」となります。

これは肥満度を測る国際的な指数、ＢＭＩ（Body Mass Index）に基づくもの。ＢＭＩは「体重÷身長（メートル）×身長（メートル）」で求めることができ、数値が「二二」になるときに高血圧や高脂血症、肝障害の有病率――ある一時期で疾病がある人の割合――が低くなるとされています。この「二二」になる体重を理想と考えることで、この公式が用いられています。

しかし、気にすべきことは体重やお腹周りだけではありません。体のなかで静かに肝機能の衰えという重大な問題が進んでいる可能性が極めて高いのです。

そうした状態を改善するのに、しじみが絶大な効果をあげてくれるということは、ここまでの説明で理解していただけたのではないでしょうか。

肝臓の機能を高めてくれるオルニチン、血行不良を改善するコハク酸。

このふたつが豊富に含まれており、しかも安価で調理も簡単なしじみは、現代人にとって救世主のような食材だといえるのではないでしょうか。

ここで改めてお伝えしたいのですが、私は「しじみを食べれば肝臓の病気が治る」とはいいませんし、「運動の必要はない」というつもりもありません。

もし健康診断で肝臓検査の数値が悪い、病気にかかっているという状態なら、受診して治療をすると同時に、医師の指導のもと生活改善に取り組む必要があります。

運動も、血行をよくする、メンタルを安定させる、よい睡眠が得られるなど、健康にとって大きな恩恵があることはわかっているのですから、無理のない範囲で生活に運動を取り入れ、習慣にすることはとてもよいことです。

そのうえで、しじみというスーパー食材を生活に取り入れてほしいと思います。

健康効果を倍増させる「凍らせしじみ」

ほかのどの食品よりもオルニチン、コハク酸の含有量が多いスーパー食材、しじみ。ぜひ毎日の食事に取り入れていただきたいと思うのですが、さらに健康効果を大きくする、とても簡単な方法があります。

それは、**しじみを冷凍すること**。

前章で「しじみは生命の危機にさらされると、自らが持つコハク酸の含有量を多くして身を守ろうとする」とお伝えしました。それと同様のことが、オルニチンに関しても起こるのです。

では、具体的にどうすればしじみを「生命の危機にさらされている」という状態に陥らせることができるのでしょうか。

それはとても簡単、どの家庭にもある冷蔵庫の冷凍室にしじみを入れ、凍らせるだけのこと。

購入した食材を長期保存するため、調理の時短をするため、家庭で冷凍するのはごく当たり前のことではないでしょうか。

しかし、その一方で「冷凍すると栄養素が壊れる」「風味が損なわれる」というのも事実。

たとえば野菜なら、冷凍によってビタミンが破壊されてしまうし、肉の場合は冷凍によって細胞膜が損傷し、うまみが逃げてしまうのがその理由です。

これを避けるためには、できるだけ速く凍らせなければなりません。外食産業はそのために超低温の冷凍庫を使うなどして、急速冷凍を実現しています。

一般家庭でもできるだけ質を落とさないように、冷凍の方法に工夫が欠かせません。料理をテーマにしたさまざまなメディアでも「美味しさそのままで冷凍するコツ」というテーマをよく見かけます。

ところが、しじみの場合は冷凍しても栄養素が壊れたり風味が損なわれたりすることはありません。

それどころか、**オルニチンは約八倍、コハク酸は約二~三倍も含有量が増えたと報告されているのです。**

さらに、冷凍するとしじみの細胞が壊れるため、うまみ成分であるグルタミン酸とアラニンが吸収されやすくなり、美味しさを感じやすくなります。

実際に**うまみが凝縮されて、生の状態で調理するよりも冷凍したものを使ったほうが美味しい**、と感じる人も多いのだとか。

だとしたら、**しじみは生のものを調理して食べるより、冷凍したものを使ったほうが栄養価が高くなるし、味もよくなる**ということになります。

食材が安いときにまとめ買いして冷凍しておき、メニューに応じて解凍して調理するという方法は料理の時短テクニックとしてよく紹介されている方法です。

少々古い考えの持ち主に「手抜きだ」「味も栄養も落ちる」と批判されることもあるそうですが、しじみにはまったく当てはまりません。

むしろ、しじみという食材の持つポテンシャルを引き上げる方法、大いに使っていただきたいと思います。

「凍らせしじみ」をさらにパワーアップさせるコツ

しじみを冷凍庫で凍らせるだけで、オルニチン、コハク酸の含有量が増え、しかも味までよくなるというこの方法。

スーパーなどで買ってきたしじみをそのまま冷凍室に入れて凍らせるだけでよいので、とても簡単なのですが、さらに効果を上げるコツがあります。それが、「冷凍する温度」です。

肉や魚、野菜などを冷凍する際は、できるだけ低い温度で一気に凍らせるための工夫が欠かせませんが、しじみはその逆。

冷凍するにしても、やや高めの温度でゆっくりと時間をかけて凍らせることにより、オルニチンの含有量が増大するのです。

左のグラフは地方独立行政法人青森県産業技術センター工業総合研究所が行った実験結果です。

しじみ５００gを冷蔵室から冷凍室までさまざまな環境で保存した場合のオルニチン含有量を比較したものです。

ちなみに、冷蔵庫内の温度はＪＩＳ規格で決められており、冷蔵室の適正温度は２℃から５℃。このグラフでいえば、４℃にあたります。そして、冷凍室の温度は同じくＪＩＳ規格でマイナス18℃と定められています。

グラフをご覧になればわかるように、**しじみのオルニチン含有量がもっとも高いのはマイナス４℃、ということになります。**

そもそも家庭の冷蔵庫は業務用と比較して容量が小さく、さらに日常的に開け

しじみの処理温度とエキスに含まれるオルニチン量の変化

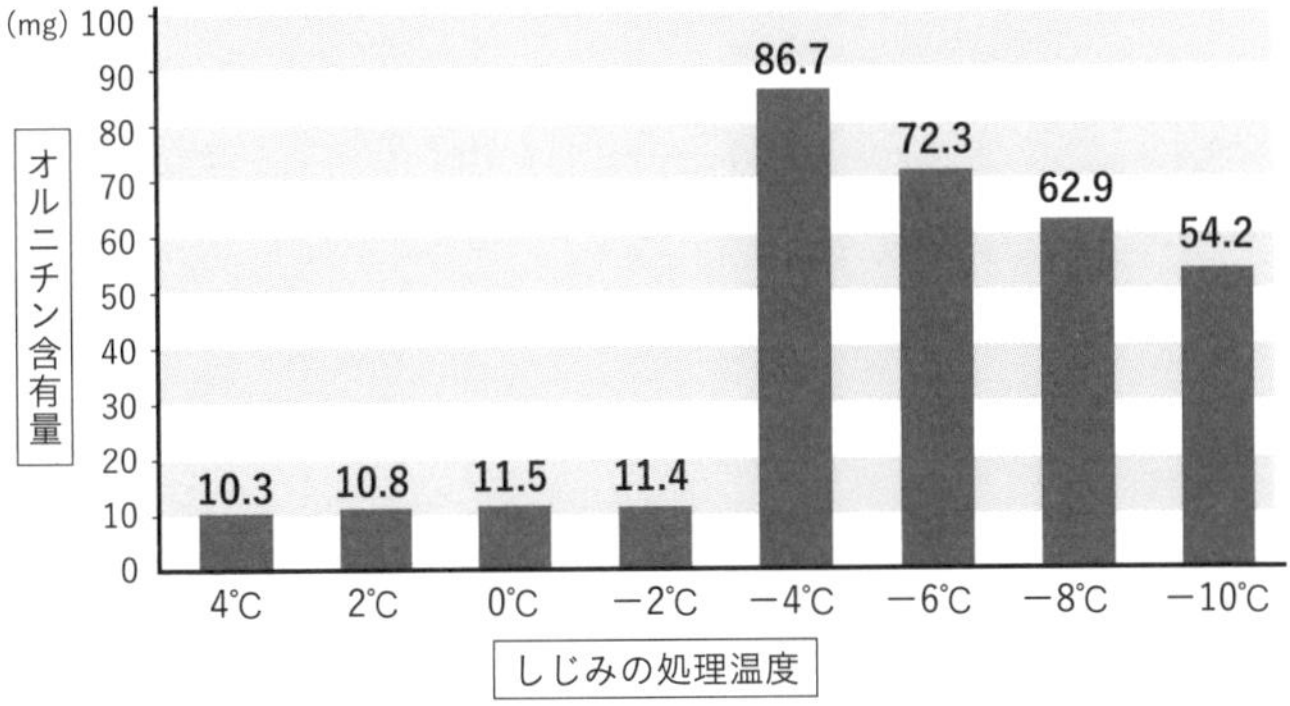

しじみ500gをプラスチックトレーに入れ、それぞれの温度で20時間処理後、熱水抽出により得られたエキスのオルニチン含量を全自動アミノ酸分析装置により測定
（地方独立行政法人青森県産業技術センター工業総合研究所調べより）

閉めが多いため、どうしても温度が上がりやすくなっています。

冷凍室も同様に温度が上がりやすいため、肉や魚などの生鮮食料品の冷凍保存には不向きとされ、この弱点をカバーするためにさまざまな工夫が推奨されているのが現実です。

実際に、料理や生活情報を扱うテレビ番組が紹介する「美味しさを損なわない冷凍法」は「いかに速く凍らせるか」のノウハウが多くを占めている、という印象があります。

しかし、こうした家庭用の冷蔵庫の欠点は、しじみの健康効果を増す冷凍保存という観点からすると、好都合ということができます。

ゆっくりと少しずつ凍らせていくほうが、オルニチン、コハク酸の含有量が増すのですから、しじみは、急速に冷やす必要がありません。

オルニチン、コハク酸の含有量を引き出すためには、次のような方法でしじみを冷凍するのがおススメです。

●しじみの下ごしらえ

ほとんどのスーパーで売られているしじみは砂抜きがされている状態なので、「食べたとたんに砂を噛んでしまった」ということはほとんどありません。しかしながら、完全に砂がない、というわけでもありません。そのため、買ってきたしじみは、たとえ「砂抜き済み」と記してあっても、次の方法で下ごしらえをしたほうが美味しく、安全に食べることができます。

①しじみをザルにあける。その際、殻が割れているもの、口が開いているものがあったら、鮮度が落ちているので取り除いておく。殻どうしをやさしくこすり合わせるようにしてよく洗う。このとき、力を入れて乱暴に扱うとしじみの殻が割れてしまうので注意。

②塩分濃度１％の塩水をつくる（水の量が５００cc なら塩小さじ１）。海水よりもやや濃い塩分濃度にすると、しじみがアラニンやコハク酸などのうまみ成分を作りだすため、塩と水の量はきちんと計量をする。

③バットなどにザルを置き、しじみ同士が重ならないようにして並べ、②の塩水をしじみ全体がかぶるくらいに入れる。バットに直接しじみを入れると、吐いた砂を再

び吸い込んでしまうことがあるので注意。
④バットに新聞紙などをかぶせて光をさえぎり、夏なら3～4時間、冬は4～5時間冷暗所に置いて砂を吐かせる。水の温度が冷たいとしじみが口を開かなくなってしまうので15～20℃が目安。
⑤砂抜きが終わったら塩水と吐いた砂を捨て、再度流水でこすり合わせるようにしてしじみをよく洗う。
⑥しじみを再びザルに入れてバットに置き、乾燥しないよう濡れぶきんをかぶせて3時間ほど置いておく。夏は冷蔵庫に入れる。空気に触れさせながら放置することで、しじみがエネルギーをつくりだすためにグリコーゲンを分解し、コハク酸を生成するので、さらに美味しくなる。

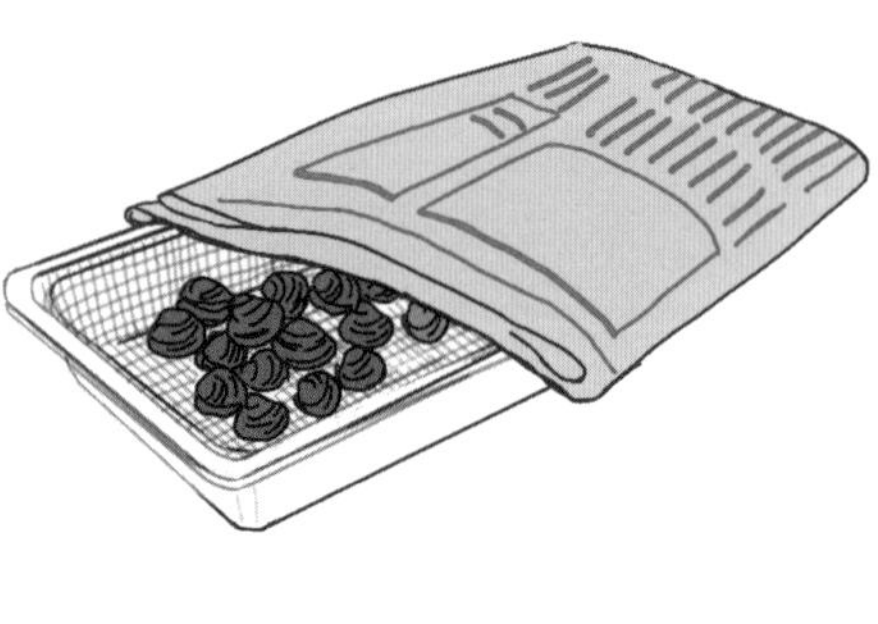

この下ごしらえの手順は、しじみを凍らせず、すぐに調理する場合も同じです。また、潮干狩りでとってきたしじみは大量の砂をもっている場合がほとんど。買ってき

たもので調理するときよりも念入りに下ごしらえをしてください。

冷凍するとしじみは死んでしまうため、砂を吐くことができなくなります。砂抜きは必ず冷凍する前に行ってください。

●しじみの冷凍法（「凍らせしじみ」の作り方）

続いてしじみの冷凍方法を説明します。

容器はどのようなものでも構いませんが、ここでは扱いが簡単なファスナー付きの密閉袋を使った方法を紹介します。

①下ごしらえしたしじみをファスナー付きの密閉袋に入れる。このとき、殻が割れていたり、触っても閉じなかったりするものは死んでいる可能性が高いので省く。

②しじみ同士が重ならないよう、できるだけ平らにして密閉袋の空気を抜く。量が多い場合は、１食分（ひとり分約50ｇ・約20個）ずつ小分けにするとよい。

③袋を新聞紙やふきんなどでくるみ、冷凍室の手前のほうに入れる。

④２時間ほど経ったら冷凍室からいったん取り出し、袋全体を軽くほぐすようにしてしじみ同士がくっつかないようにすると、調理するときにバラバラにし

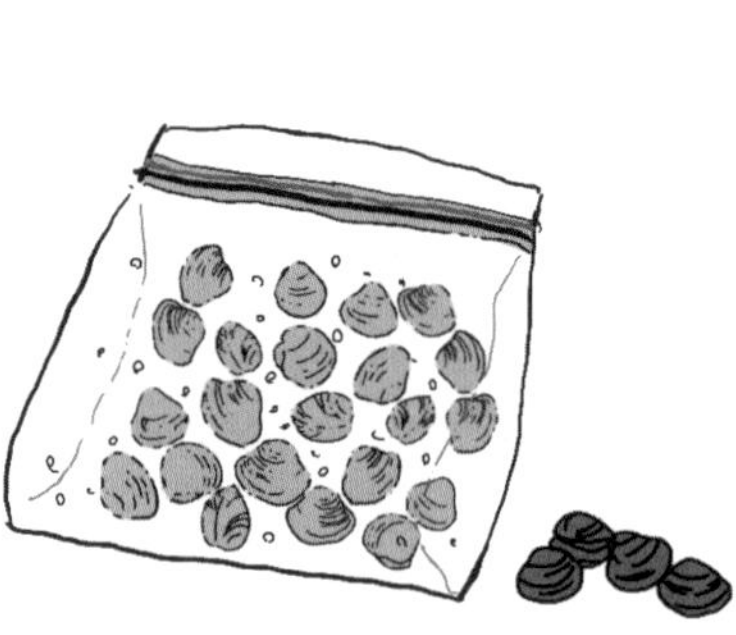

て入れられるので使いやすい。

袋をくるむのも、冷凍室の手前のほうに入れるのも、冷気の伝わりを遅くするため。

つまり、食材を急速冷凍させたいときと逆のことをするのがポイントです。

こうして**ゆっくりと凍らせることで、オルニチン、コハク酸の含有量をより多くすることができます。**

しじみを味噌汁やスープの具材などにして使うことが多い場合は、水ごと凍らせた「氷しじみ」にするのもよい方法です。この場合、汁椀くらいの大きさの密閉容器を使うと便利ですが、ファスナー付き密閉袋にしじみと水を入れ、凍らせるのもよいでしょう。1食分のしじみは約50gが目安です。

●「氷しじみ」の作り方

①しじみ1食分を密閉容器に入れ、水をひたひたになるまで加える。

②しっかりとふたをしたら、新聞紙やふきんなどでくるみ、冷凍室の手前のほうに入れてゆっくりと凍らせる。

「凍らせしじみ」「氷しじみ」はともに冷凍室で3ヶ月程度の保存が可能です。両方を揃えておくと、さまざまな料理に対応できるのではないでしょうか。

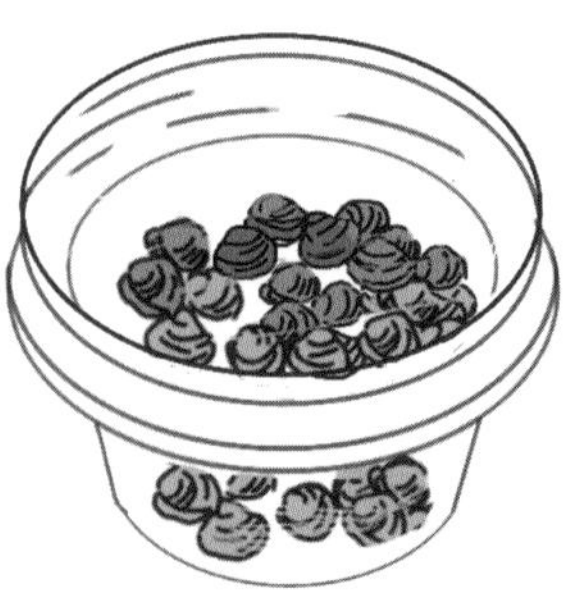

では、次のページから凍らせしじみ、氷しじみを使った料理を紹介しましょう。
ぜひ日々の献立に役立ててください。

凍らせしじみレシピ①

しじみの味噌汁

……◎**材料**（ひとり分）

●氷しじみ…ひとり分

●味噌…大さじ1　●日本酒…小さじ1

……◎**作り方**

① 鍋に人数分の氷しじみを入れて火にかける。

② 沸騰したらしじみの口が開くまで煮立てる。

③ アクをとり、日本酒を加え、再度沸騰したら火を止めて味噌を溶き入れる。

④ 好みでねぎの小口切りを加えてもよい。

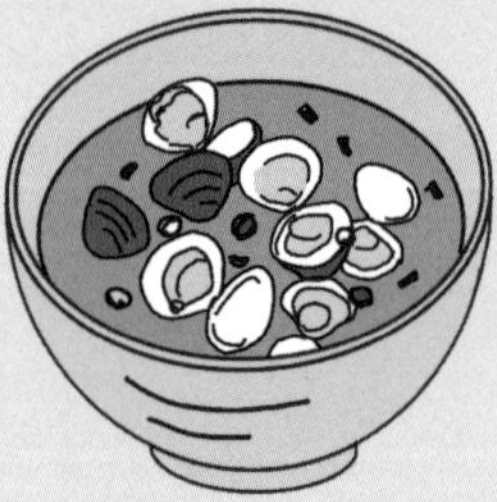

昔から「お酒を飲んだ翌朝はしじみの味噌汁」といわれるように、肝機能向上が期待される定番のしじみ料理が味噌汁です。出汁を使わなくても、しじみからたっぷりうまみが出るため、作り方も簡単です。氷しじみを使うことでうまみも増え、より味わい深い味噌汁が完成します。氷しじみではなく凍らせしじみを使う場合は、しじみを流水で軽く洗ってから沸騰したお湯に入れ、煮立てたのち味噌を加えます。

味噌の原材料である大豆は、トリプトファンというアミノ酸の一種が豊富に含まれています。トリプトファンは抗ストレス効果が高いために、「幸せホルモン」と呼ばれるセロトニンの材料となるので、朝に味噌汁を飲むことはダイエットだけでなく一日を快適に過ごすという意味でもおススメです。

味噌汁を沸騰させてしまうと風味が失われるだけでなく、味噌に含まれる酵母や乳酸菌が死んでしまいます。せっかくの健康効果を損なわないためにも、加熱しすぎには注意してください。

よりあっさり食べたいときは味噌のかわりにしょうゆや塩で味付けをした「しじみのおすまし」にしてもよいでしょう。

凍らせしじみレシピ②

しじみの酒蒸し

……◎**材料**（ふたり分）

- 凍らせしじみ…200グラム
- 日本酒…大さじ2
- しょうゆ…小さじ1
- ねぎ（小口切り）…適量

……◎**作り方**

① 凍らせしじみをザルにあけ、流水でよく洗って氷を落とす。

② フライパンにしじみと日本酒を入れてふたをし、中火で2～3分蒸し煮にする。

③ しじみの口が開いたらしょうゆを回し入れる。

④ 器に盛り付け、ねぎを散らす。

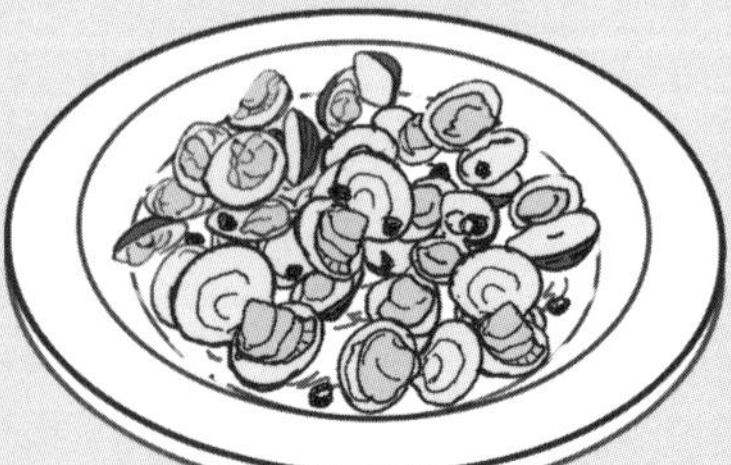

しじみを日本酒で蒸しただけの簡単なひと皿です。すぐに完成するので、もう一品なにかほしいというときにはぴったりでしょう。凍らせることによってうまみが増したしじみのおいしさを存分に味わうことができます。

日本酒を使いますが、沸騰させることによりほぼアルコール分は飛んでしまうので、アルコールによる影響はほとんどないといってよいでしょう。

日本酒と一緒にしょうがの薄切り1枚を加えてもいいですし、日本酒の代わりに白ワインを使うのもおすすめです。そのときはバターを1片加えると風味が増します。

凍らせしじみレシピ③

しじみのバター炒め

……◎**材料**（ふたり分）

- 凍らせしじみ…250g
- バター…10g
- にんにく…1片
- パセリ…適量
- 白ワインまたは日本酒…大さじ1
- しょうゆ…小さじ1

……◎**作り方**

① 凍らせしじみはザルにあけ、流水でよく洗って氷を落とす。

② にんにく、パセリはみじん切りにする（乾燥パセリでもよい）。

③ フライパンにバター、にんにくを入れ、弱火で炒める。

④ にんにくの香りが立ったら凍らせしじみ、白ワインまたは日本酒を入れふたをして蒸す。

⑤ 殻が開いたらしょうゆを加える。好みで塩、こしょうを加えてもよい。

⑥ 仕上げにパセリを振り、ひと混ぜして出来上がり。

しじみの酒蒸しよりも濃厚なメニューです。しょうゆではなく、ハーブソルトを使って味付けすると、洋風の一品になります。

バターを多めにして濃いめに味付けをし、茹でたパスタに加えるのもおすすめです。

その場合、パスタの茹で汁を使うと味がまとまりやすくなります。

パスタに「しじみのバター炒め」を加える際は、しじみの身を殻からはずすと食べやすいひと皿になります。

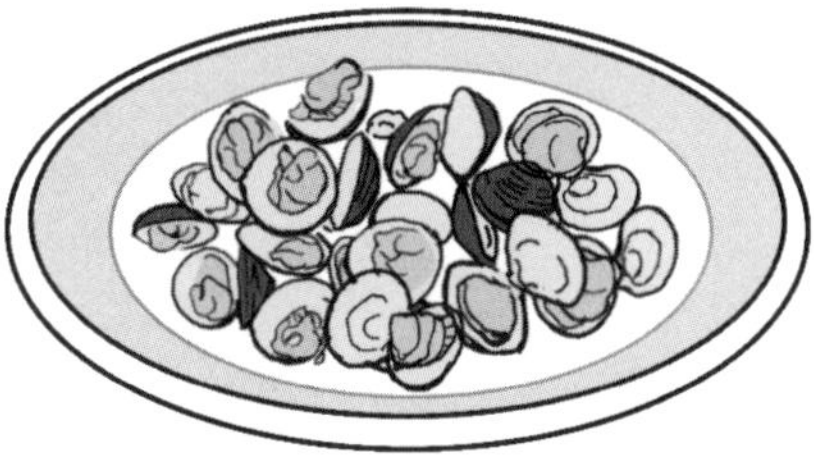

氷しじみレシピ①

しじみのしょうゆ漬け

……◎**材料**（ふたり分）

● 氷しじみ…ふたり分

A
- しょうが（皮付き薄切り）…4〜5枚
- にんにく（薄切り）…1片
- 日本酒…大さじ3
- しょうゆ…大さじ3
- ごま油…少々

……◎**作り方**

① 氷しじみを鍋に入れて火にかけ、しじみの口が開いたら茹で汁としじみに分ける。

② しじみの茹で汁に**A**を入れて強火にかけ、ひと煮立ちさせる。

③ ②が冷めたら①のしじみを加え、保存容器に入れて冷蔵庫に入れて漬ける。

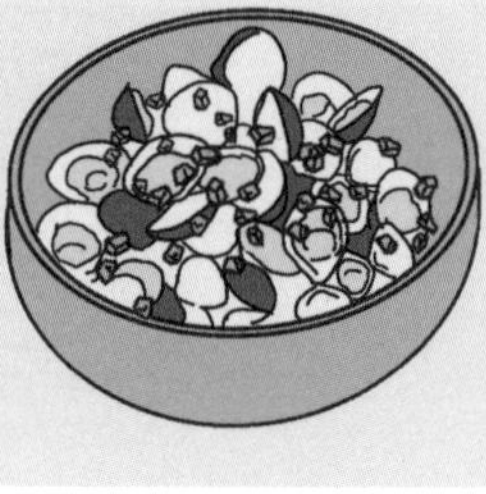

台湾料理としてよく知られているしじみのしょうゆ漬けです。

本場では生のしじみを漬け込みますが、ここでは加熱する方法を紹介します。

辛いのが好みなら、漬け汁を作るときに種をとって斜め切りにした唐辛子を加えると、ピリ辛で本格的な味わいになります。

また、日本酒の代わりに紹興酒を使ってもよいでしょう。漬けておくことでしじみに味が浸み込みます。冷蔵庫で1週間ほどもちます。

より本格的に作るなら、つけ汁の材料（A）をすべて鍋に入れて沸騰させ、冷ましてからボウルなどに入れた凍らせしじみに注いでつけ込む方法もあります。

つけ汁を注いで常温で置いておくと3～4時間でしじみの口が開くので、その後冷蔵庫に入れてじっくりと味を浸み込ませましょう。

氷しじみレシピ②

しじみラーメン

……◎**材料**（ひとり分）

- 氷しじみ…ひとり分
- 水…0.5～1カップ
- 即席ラーメン…1
- 好みの具（ほうれんそう、ねぎ、わかめ、茹で卵など）…適量

……◎**作り方**

① ほうれんそうは茹でてひと口大に切るなど、好みの具を下ごしらえして、用意しておく。

② 鍋に氷しじみと水を入れて火にかけ、沸騰させてしじみの口を開かせる。氷しじみが溶けたら、即席ラーメンの袋に書いてある分量になるように、水を足して調節する。

③ しじみの口が開いたら麺を入れ、袋に書いてある時間通りに調理する。味見をして味が足りないようなら、即席ラーメンに付いているスープで調味する。

④ 器に③を盛り、好みの具を乗せる。

お酒の締めとして人気のしじみラーメンも、氷しじみと即席ラーメンを使えば簡単に作ることができます。

ほうれんそうやねぎ、わかめ、茹で卵などあっさりとしたものを組み合わせると、主役のしじみが引き立つでしょう。

ごま油をたらすと風味豊かになります。

脂肪燃焼効果を高めたいなら、不飽和脂肪酸のエゴマ油やアマニ油を使うのもおススメです。

このふたつの油は熱に弱い性質を持つので、仕上げに加えて生のまま摂るようにしましょう。

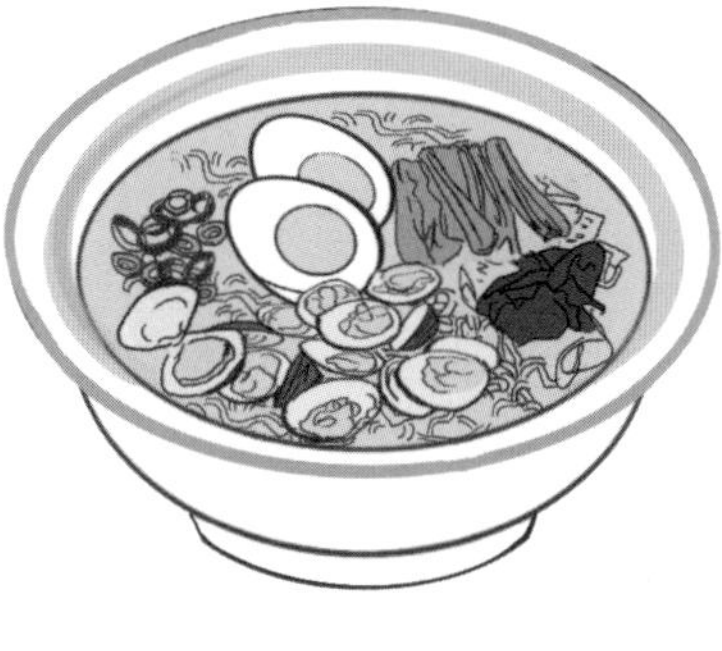

の「2」の目盛りまでだし汁を加える。

⑦ しじみの身、にんじん、油揚げ、しょうがを入れて炊く。

⑧ 炊き上がったら具がまんべんなく混ざるように軽くほぐして茶碗に盛る。

⑨ ごまや切ったみつば、しそなどをのせてもよい。

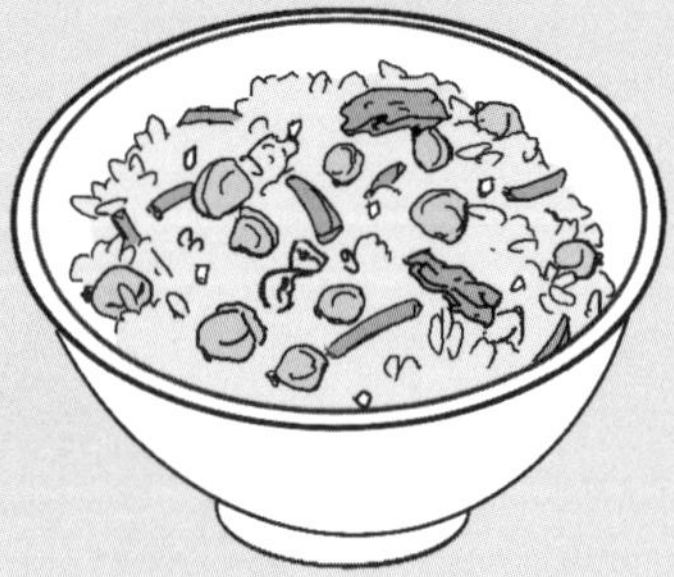

氷しじみレシピ③

しじみごはん

◎**材料**（ふたり分）

- 氷しじみ…ふたり分
- 米…2合
- だし汁…2〜3カップ
- にんじん…10㎝
- 油揚げ…½枚
- しょうが（薄切り）…2〜3枚
- しょうゆ…大さじ1
- 日本酒…大さじ1
- みりん…大さじ1

◎**作り方**

①米は研いでザルにあげておく。

②氷しじみは鍋に入れて火にかけ、氷が溶けてしじみの口が開いたらしじみと汁を分ける。

③しじみは殻から身をはずす。

④にんじん、しょうがは1.5㎝の長さの千切りにする。

⑤油揚げは熱湯をかけて油抜きし、細切りにする。

⑥炊飯器の内釜に米を入れ、しょうゆ、酒、みりんを加え、分けておいたしじみの汁を入れ、炊飯器

氷しじみを使った炊き込みごはんです。

生のしじみを使うよりうまみが濃く、ボリューム感のある一品です。

炊き込みごはんは何を入れても自由ですが、野菜の代わりに梅干を入れて炊き込むと、さっぱりとした炊き込みごはんに仕上がります。

しそやしょうが、みょうがを刻んで、散らしてもよいでしょう。

洋風の炊き込みごはん、つまりピラフにしたいなら、生米をバターで炒めてから、しじみ、玉ねぎやにんじんのみじん切りを内釜に入れ、水と固形ブイヨンを加えて炊くとよいでしょう。この場合は仕上げにパセリを散らすのがおススメです。

ここでは一般的な炊飯器を使うレシピを紹介してきましたが、土鍋や厚手の鍋を使って炊くと、香ばしい「おこげ」ができるので、より一層美味しくなります。

ダイエットに効果があるとして、糖質制限がブームになりましたが、最近になって糖質制限の効果に疑問符が付くようになりました。

次の章で詳しく説明しますが、じつは適度に糖質を摂ることは、効率よくダイエットを進めるためにも有効なのです。

この「しじみごはん」は肝臓の機能を高めることはもちろん、脂肪燃焼を促すなどの効果が期待できるので、罪悪感なく食べられるのではないでしょうか。

これにしじみの味噌汁を添えて朝に食べれば、さらに効果が上がるので、肝臓にとって最強の朝食になりそうです。

もちろん、「美味しい」と感じることが第一ですが、本書内でレシピを紹介したしじみのメニューをいくつか重ねるのも、効果アップにはよい方法です。

好みの組み合わせを見つけてください。

氷しじみレシピ④

しじみと鶏団子の鍋

……◎**材料**（ふたり分）

- 氷しじみ…ふたり分
- こんぶ…1枚　●水…2カップ
- だいこん…½本　●鶏ひき肉…300g
- 絹ごし豆腐…½丁
- ねぎ（みじん切り）…5㎝
- しょうが（おろしたもの）…小さじ½
- 塩…小さじ½　●ポン酢…適量
- 日本酒…小さじ1

……◎**作り方**

① 氷しじみは土鍋に入れる。だいこんはピーラーを使って薄切りにする。
② 鶏ひき肉に手で崩した絹ごし豆腐、長ねぎ、しょうが、酒、塩を加えて練るように混ぜ合わせ、丸めて団子状にする。
③ ①の土鍋にこんぶと鍋の8分目くらいまで水を入れて火にかける。アクが出るのですくいとる。
④ しじみの口が開いたら②を入れ、火が通ったら①のだいこんを入れ、しゃぶしゃぶのようにポン酢をつけて食べる。

ドラえもんの初代声優でもある女優の大山のぶ代さんが考案したとされるレシピです。しじみのうまみが浸み込んだ鶏団子とだいこんが滋味深い味わいの鍋料理は、アレンジも自在。

ここで紹介したのは鶏団子とだいこんだけというシンプルであっさりしたレシピですが、鶏団子の代わりにビタミンBが豊富な豚肉を使ってもいいし、野菜もだいこんだけでなく、はくさいやみずな、きのこ類などといった定番を入れてもよいでしょう。

食べ方もポン酢だけでなく、柚子胡椒を使うのもベストマッチです。

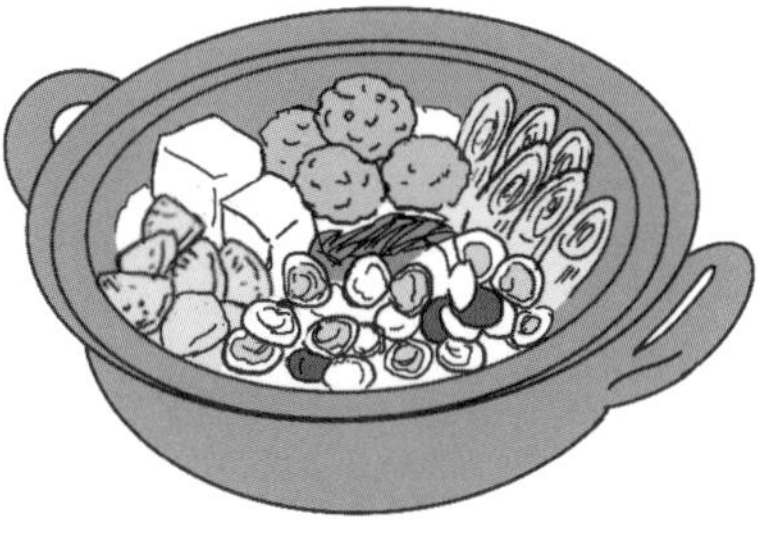

凍らせしじみや氷しじみを使うと通常よりもうまみが強く出るため、キムチを入れたピリ辛仕立てや味噌仕立てなど、パンチの効いた濃い味にもよく合います。

終わったあとはうまみが凝縮された汁を使ってうどんや雑炊にすると、抽出されたオルニチンやコハク酸を無駄なく摂ることができます。

凍らせしじみレシピ④

しじみとこまつな炒め

◎**材料**（ふたり分）

- 凍らせしじみ…200g
- こまつな…1把
- サラダ油…大さじ1
- 水…½カップ
- 鶏がらスープの素（粉末）…小さじ1
- しょうが（薄切り）…2枚
- 塩、こしょう…適量

◎**作り方**

① こまつなはよく洗い、5㎝くらいに切る。しょうがは千切りにする。
② こまつなをボウルに入れ、サラダ油を加えてよくからませる。
③ フライパンに水、凍らせしじみを入れて火にかけ、鶏がらスープの素を入れてふたをする。
④ しじみの口が開いたら殻だけを取り出す。
⑤ フライパンにしょうがと②のこまつなを入れてあおるようにして炒める。
⑥ こまつなに火が通ったら、塩、こしょうで味付けする。

疲労回復効果のあるビタミンCとベータカロテン、さらにカルシウムや鉄分が豊富なこまつなを、同じく疲労回復効果のあるしじみとともに摂れるメニューです。にんにくのみじん切りを加えると、パンチの利いた味になります。

こまつなはカルシウムが豊富な半面、吸収率が低いという弱点があるので、カルシウムの吸収率を上げるビタミンDと一緒に摂るのが効果的です。

ビタミンDはきのこ類に多く含まれているので、このレシピに加えるとよいでしょう。

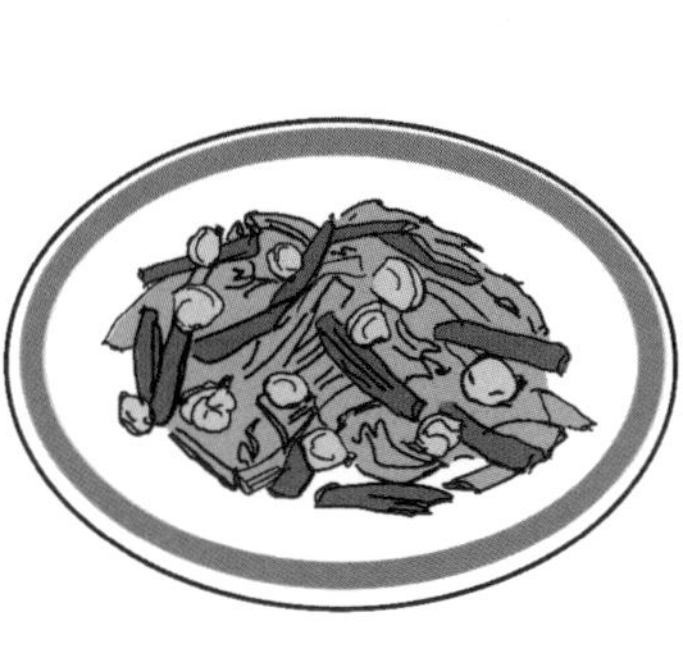

んにくはみじん切りに切る。

② 鍋にごま油とにんにくを入れて火にかけ、香りが立ったら豚肉を炒める。豚肉に火が通ったら鍋7〜8分目くらいまで水を加え、沸騰したら絹ごし豆腐、キムチを入れて煮る。

③ きのこ、ねぎを入れて煮立ったら凍らせしじみを加える。ボウルに残った溶け出た汁にはうまみがつまっているので、これも鍋に入れる。

④ しじみの口が開いたらしょうゆ、砂糖で味を付ける。

⑤ アクをとりながらさらに煮込み、にらを加えてさっと火を通す。

⑥ 好みでコチジャンや生卵を加える。

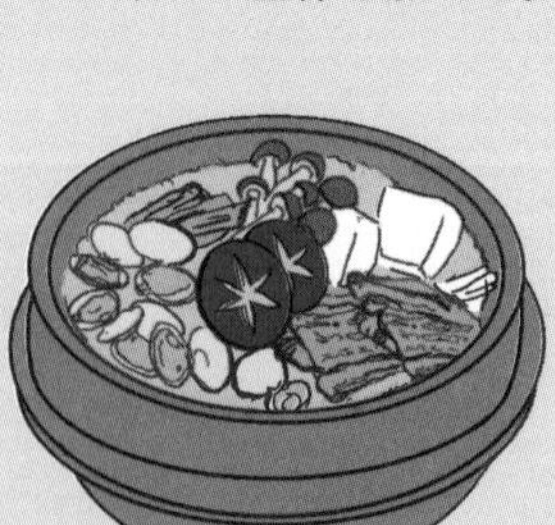

凍らせしじみレシピ⑤

しじみのスンドゥブ

◎**材料**（ふたり分）

- 凍らせしじみ…200g
- 絹ごし豆腐…1丁
- 豚バラ薄切り…100g
- はくさいキムチ…100g
- きのこ（しいたけ、しめじなど好みのもの）…手のひら大
- ねぎ…½本
- にら…1把
- にんにく…1片
- ごま油…大さじ1
- 水…適量
- しょうゆ…小さじ1
- 砂糖…小さじ1
- 卵…2個
- コチジャン

◎**作り方**

①凍らせしじみをボウルに入れて自然解凍させておく。絹ごし豆腐、豚肉は食べやすい大きさに切る。ねぎは斜め薄切り、にらは5cmくらいに切る。に

韓国料理の定番、スンドゥブとは日本語で「純豆腐」という意味。本場では絹ごし豆腐より柔らかい「純豆腐」を使います。

ここでは絹ごし豆腐を使ったレシピを紹介しましたが、しっかりとした固さのある木綿豆腐を使うと「豆腐チゲ」と呼んだりします。

ここでは土鍋を使った作り方を紹介していますが、ひとり分ずつ鍋焼きうどん用の土鍋を使うとより本格的な仕上がりになります。

鍋料理は動物性タンパク質、植物性タンパク質、ミネラル、ビタミンとバランスよく栄養が摂れるため、完全食と呼ばれたりします。

脂肪燃焼効果のあるカプサイシン（唐辛子）のほか、乳酸菌が豊富なキムチ、そしてオルニチン、コハク酸が豊富なしじみを使っているため、ダイエット効果が期待できるメニューになっています。

具をすべて食べ終わったあとは、ごはんを入れて雑炊にしたり、うどんやラーメンを入れるなどして最後まで楽しめる一品です。

凍らせしじみレシピ⑥

しじみのボンゴレ風

◎**材料**（ふたり分）

- 凍らせしじみ…200g
- にんにく（みじん切り）…小さじ1
- 鷹の爪…1本　●塩、こしょう…各適量
- 乾燥パスタ…200g　●オリーブオイル…大さじ2
- 白ワイン…大さじ2　●小ねぎ…適量

◎**作り方**

① 凍らせしじみをボウルに入れ、自然解凍させておく。鷹の爪は種を取り除いて小口切りにする。小ねぎも小口切りにする。

② 大きめの鍋に湯を沸かし、湯量の1％の塩を入れてパスタを茹でる。

③ フライパンにオリーブオイルを入れ、にんにく、鷹の爪を加えて弱火で炒める。

④ 香りが立ってきたらしじみ、白ワインを入れてふたをし、蒸し煮にする。

⑤ しじみの口が開いたら茹で上がったパスタ、おたま1杯分の茹で汁を加え、汁にとろみがつくまで全体を炒め合わせ、塩こしょうで味を調える。

⑥ 皿に盛り付け、小ねぎを散らす。

あさりが主役のボンゴレ・スパゲティをしじみで作り、肝臓への効果をアップさせたひと皿です。しじみの産地として知られる宍道湖《しんじこ》のある島根県松江市ではしじみのパスタがよく作られているのだとか。

しじみを加熱し、口が開いたときにあらかじめ殻を外しておくと、食べやすくなります。

トマトを加えて、「ボンゴレ・ロッソ風」にすると、抗酸化作用が高いリコピンも摂れるので、疲労回復効果を上げたいときにお試しください。

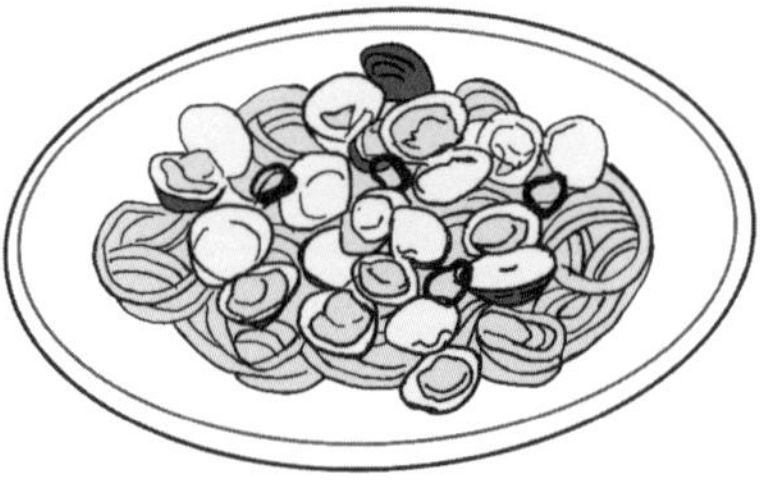

お酒を飲む前に、凍らせしじみで肝臓ケア

飲酒が肝臓に負担をかけることは、改めて指摘するまでもありません。

その一方でストレス解消に役立つのもたしかなこと。

ネガティブな要素とポジティブな要素がありますが、酒量が多く、毎回二日酔いになるという状態ではないなら、「飲酒は絶対にやめるべき」というほどの悪習慣ではありません。それよりもストレス解消によるメリットのほうが大きいのが現実ではないでしょうか。

ただ、たとえ適量だとしても、アルコールを分解しなければならないのですから、肝臓に負担がかかるのは事実です。

お酒が好きな人は、飲まない人よりも肝臓ケアに気を配ることが必要です。

そこでおススメしたいのが、お酒を飲む前にしじみの味噌汁を飲むことです。

肝機能を高めるだけでなく、事前に軽く食事をしておくことで、飲酒による食欲増進を抑え、おつまみの食べすぎを防ぐことができます。

さらに、摂取したアルコールを分解するときに体内でビタミンが使われるので、と

くに代謝ビタミンと呼ばれることもあるほど、ビタミンのなかでも代謝やエネルギー産生に不可欠なビタミンBを含む豚肉などをおつまみとして選ぶと、より一層よいでしょう。

第五章

失敗続きのダイエット、成功の鍵はここにある

「間違ったことをやらない」のがダイエット成功の秘訣

ここまで私はダイエットにおける基礎代謝の重要性と肝臓の果たす役割の大きさ、そしてしじみが持つオルニチン、コハク酸という成分がダイエットに有効だということを説明してきました。

いまや「やせたい」と願う人の数が増える一方で、それに比例するかのようにさまざまなダイエット方法が表れては消えていきます。

そして、次々と新たなダイエット方法に挑戦する人のなかには、「できるだけ楽にやせたい」という願いが見え隠れしているケースも多いように感じています。

すでに実感されていることと思いますが、現状の体形を整える・体重を落とすということは、簡単なことではありません。

私のクリニックにも、肥満外来を受診し、専門医の指導を受けることでようやく長年の目標を実現することができたという患者さんがたくさんいらっしゃいます。

可能なら医師の指導・管理のもとに生活改善をしながらゆっくりと、でも確実に体重を落としていくことがベストですが、住んでいる地域などさまざまな要因で専門医を受診するのが難しい、自分で頑張るしか方法がないというケースが多いことも現実でしょう。

だとしたら、**健康を害することがなく、続ければきちんと効果が出る正しい方法に取り組んでほしいのです。**

では、「正しい方法」とは何でしょうか。

日々膨大な量が流れてくる情報のなかから、「正しい方法」を見つけだすのが難しいことは、みなさんも実感されていることでしょう。

しかも、体のことですから、誰かにとって効果があった正しい方法が、必ずしも自分に当てはまるとは限りません。大なり小なり個人差があるのは当たり前のことです。

そうなると正解はただひとつ、**「間違ったことをやらない」に尽きる**のではないかと私は思うのです。

たとえば、極端な食事制限はその代表。食べる量を減らすことで摂食障害になってしまう人がいるのは、悲しいことに現実です。

そうした間違いを犯さず、正しい方法に近づくためにも、本章では「巷《ちまた》では効果があるとされているけれど、誤った方法」について説明していきます。

糖質制限で太ってしまう人が続出している

ごはんやパン、麺類、お菓子といった糖質を摂るのを控えるという「糖質制限ダイエット」はその簡単さと効果の出やすさから大きなブームになりました。

また、糖質以外は制限なく食べてもいいということで、空腹感が少なく、辛さを感じにくいことも多くの人を惹《ひ》きつけてブームになった理由ではないでしょうか。

実際に糖質制限ダイエットに挑戦してみると、これがおもしろいくらいに体重が落ちるのです。

一週間で三キログラム落ちたという、ほかのダイエット方法では滅多に見られない成果が出て、さらに人気が加熱したということもありました。

糖質は体内で水分と結合しやすく、糖質一グラムあたり三グラムの水分と結びつくといわれています。糖質制限をして最初の一週間で大きく体重が落ちるのは、水分が抜けたことがおもな原因で、むくみは取れるものの本当に落としたい脂肪が減るわけではありません。

そもそも糖質は三大栄養素である炭水化物の一部ですから、体にとって必要な栄養素です。

さらに、脳はブドウ糖という糖質しかエネルギーにできないので、糖質の摂取量を極端に減らすと頭がぼーっとするなどの弊害も出てきます。

これらの理由で糖質制限は挫折しがちです。

挫折して食生活を元に戻すと体はこれまで以上に糖質を吸収してしまうため、元の体重以上に太ってしまう、つまりリバウンドしてしまいます。

また、**糖質を長期間にわたって制限すると、筋肉量の減少が起きることがわかってきました**。筋肉は基礎代謝の量が大きな部位ですから、その量が減るということは、全身の基礎代謝の量も減ってしまうということ。やせたい人にとってこれは大きなデメリットです。

そして何より大きいのは、糖質を制限することが精神的なストレスにつながりやすいということ。

糖質制限が挫折しやすく、リバウンドを起こしやすいのはストレスが原因だと私は考えています。

ダイエットを継続するために重要なこととして私がいつも挙げているのは「我慢し

ない」ということです。

食べたいという気持ちを我慢すればするほど、その反動で食べたくてたまらなくなるということは、誰もが経験したことがあるのではないでしょうか。

第一章でもお伝えしましたが、もう一度説明しましょう。我慢することにより体内でストレスホルモンと呼ばれるコルチゾールが大量に分泌されます。ストレスから逃れるため、脳が欲するのが幸福感を得たときに分泌されるセロトニンというホルモンです。セロトニンは甘いものを食べると大量に分泌されるという特徴があります。

「甘いものを食べると幸せな気持ちになる」というのは、セロトニンによる作用なのです。そのためストレスを感じると、甘いものを食べて手っ取り早く幸福感を得てストレスから逃れようとするのです。

このように、もともと人には、ストレスを感じると甘いものや糖質を摂りたくなるというメカニズムが備わっています。それゆえ、やせたいと思うなら、何より避けるべきなのはストレスということになります。

ストレスを減らすためにも、厳しすぎる糖質制限は避けたほうがよいのです。

脂質制限で老化が進む

「『やせたい』と思うなら、糖質以上に避けるべきなのは脂質」といわれます。脂っこい料理はカロリーも高く、最大の太る原因だから、脂質は摂るべきではないとまでいう人もいて、ここまで来ると「目の敵《かたき》にされている」とさえいいたくなります。

では、本当に脂質はダイエットの敵なのでしょうか。

脂質はグラムあたりのエネルギーが大きいため、大量に摂取すればエネルギー過剰となり、体脂肪となって蓄えられる、つまり太る原因となります。ですから、食べすぎは禁物なのはたしかです。

だからといって**完全に脂質をカットするのは大きな問題**だとしかいえません。

そもそも脂質を目の敵にする人は、体内で脂質がどのような役割を果たしているかを理解していないケースも多いのではないでしょうか。

脂質はタンパク質や炭水化物と並ぶ三大栄養素のひとつ。これが大前提です。

脂質は体内で**消化酵素やホルモンなどを合成するための重要な成分であり、皮膚の**

潤いを保つ、軟骨の材料となって動きをスムーズにするなど、生きていくうえで非常に重要な役割を担っている、欠かすことのできない栄養素なのです。

このように大切な脂肪が不足すると、皮膚はうるおいやツヤをなくしてカサカサになる、エネルギーが不足して疲れやすくなる、ホルモンバランスが乱れるなど、あちこちに不調が現れます。こうした症状は、「まるで老化が進んだよう」といえないでしょうか。だからこそ、脂質はきちんと摂らなければならないのです。

とはいえ、どんな脂質でもよいというわけではありません。たとえば**ココナツオイル**や**MCTオイル**に含まれる**中鎖脂肪酸**は素早くエネルギー源として使われるため、体脂肪として蓄積されにくいことが知られています。

このように、良質な脂質を選んで摂取することは、むしろダイエットの味方になってくれるということを覚えておいてほしいと思います。

データ管理に縛られると挫折が早い

毎日食べたものと体重を記録していくというダイエット方法があります。特別なことをしなくても、自分の行動と結果を可視化することで自制心が働くため、自然と食事を抑え、無理なくやせることができると言われています。

そもそも食べたものと体重の記録をつけることはダイエットの基本とされており、アプリなども数多く発表されています。

体形を変えようと思ったら、それまでの食生活や行動から変える必要があるという主張は誤りではありません。漠然と「変えよう」と思うのではなく、その日食べたものと体重を記録したほうが、行動を変えたことが結果（＝減量）につながったという成果を目の当たりにすることができ、モチベーションアップになるのもたしかなことでしょう。食べすぎてしまったときの結果が見えることも、気持ちを引き締めるのに役立つかもしれません。

しかし、実際に多くの人の減量指導をしていると、「人間、そう理想的にいくのか？」という疑問符をつけたくなります。

そもそも永遠に節制を続けられるほど意志が強い人は、ごく少数ではないでしょうか。「毎日続ける」ということはとても簡単で効果絶大な反面、途中で挫折しやすく、また挫折したことが自己嫌悪につながりやすい。これが現実です。

そして、自己嫌悪に陥ると「もういいや」と自暴自棄になったり、そのことでますます自己嫌悪が強くなったりと、いいことがありません。

自分が食べたもの、その日の体重を書いて記録に残し、自らの行動や食事を省《かえり》みることはたしかに重要です。

しかし「やらなければならない」と強く思うこと、意志を試す挑戦は長続きしづらく、ストレスの原因になってしまいかねません。

だとしたら、**「毎日続ける」とも「食事内容を振り返って正すべきところは正す」とも思わないことです。**

食事と体重の記録は一週間のうち四日間続けることができたら上出来。途切れてしまったとしても、「また始めればいいや」と軽く考えることです。

そして、一週間記録をつけ続けることができたら、自分にご褒美として、控えていたもの、たとえば甘いものなどを少量食べるのもいいのではないでしょうか。

ちょっとの動きを「運動」と捉える

やせたいと願うなら運動は必須、多くの人がそう思っていますし、本書でも繰り返し述べている「摂取カロリーと消費カロリーのバランス」の面から考えても、運動は必要です。

とはいえ、「やせたいから運動する」という発想で始めようとすると、続かないのが現実だというのも、たしかなこと。

私は「やせるために運動しよう」と決めたとたん、三日坊主どころか一日やっただけで終わる、という例をたくさん見てきました。

どうやら「運動するぞ」と決心して、腰を据えて始めようとすればするほど、挫折が近いように思えます。

そもそも「運動」はやせるためだけに頑張って取り組み、継続しなければならない〝苦行〟ではありません。

根本から発想を変えて、**やればやるほど健康が近づいてくる行為と捉えてみましょう。**

いままで運動をしなかった人が、やせるという目的を達成するためにスクワットや腹筋、ジョギングなどを始めたり、「この運動で一〇キログラムやせた！」という動画を見て筋トレをしたりしても、そもそも無理があります。

運動の習慣がないのなら、生活の隙間でできるちょっとした「動き」を変えることで「運動」にしてみましょう。

たとえば、ちょっとコンビニまで行くときにいつもより速足で歩く、洗濯物を干すときは爪先立ちで行う、調理をするときにかかとの上げ下げを行うなど、気づいたときにちょこちょこと運動することで、やがて「体を動かすこと」が苦ではなくなってきます。

「このくらいの運動では効果が出ない」と思うかもしれませんが、そもそも**「運動の効果」を「やせる・体形が変わる」に結びつけるのが間違いです。**

それはもっと先に訪れる結果であり、すぐに手に入るものではありません。

まず、「前より動きが軽くなった」「動くのが苦でなくなった」という結果が出ます。そこからどんどん運動の範囲を広げていけば、さらにさまざまな好結果が手に入るようになり、続けるうちに食生活も変わる可能性があります。

よい行動は継続して習慣化させること。それが目標の達成に必要なことであるのは真実でしょう。

しかし、それを盲目的に追求することがストレスになるのでは意味がありません。できることをやってみて、それが些細なことだと思ったり、取るに足らないことだと卑下したりしないこと。

そして、たまにさぼって途絶えることがあったとしても、それで意味がなくなってしまうわけではありませんし、自己嫌悪に陥る必要もありません。**「また始めよう」と復活させればいいだけです。**

よい習慣・理想的な行動も、囚《とら》われてしまえば逆効果にしかならないことを、ぜひ心において、自分ができることから気軽に始めてみてください。

おわりに

ダイエットをするにあたって一番の敵は何か、という質問があったら、みなさんはなんと答えるでしょうか。

多くの人が「食べたいという気持ち」と答えるかもしれませんね。何度もダイエットをしている人の多くは、食べたいという気持ちと闘い、そして闘いに敗れて食べてしまい、自己嫌悪に陥るということを繰り返しているのかもしれません。

すると、決まって出てくるのが「意志が弱いからいけないんだ」という言葉です。

しかし、実際はそうではありません。

ダイエットの一番の敵は食欲ではなく、「ストレス」です。

ストレスがあるから「食」という快楽でその苦痛を紛らわそうとして、空腹でもないのに食べてしまったり、甘いものを摂ってしまったりするのです。

「ストレスを減らす」というと、趣味をつくる、仕事をセーブするなどハードルの高い目標を設定してしまい、「無理」と決めつけてしまうかもしれません。

しかし、たとえばよく眠る、日光を浴びる、歩くといった簡単なことでストレスを解消することもできます。

本書で紹介したように、肝臓に注意を向けつつ、ストレス解消を意識すること。それだけで体は少しずつ変わっていくかもしれません。

体重計の数字に一喜一憂せず、まずは自分の体に目を向けること。そして気分転換しつつ、ときには自分にご褒美を与えつつ、日々を過ごしていくことで、体は少しずつ変わっていくことでしょう。

本書がみなさんの健康に役立つことを、心から祈っております

二〇二三年七月吉日

工藤内科　工藤孝文

著者略歴

工藤孝文（くどう・たかふみ）

福岡県みやま市出身。福岡大学医学部卒業後、アイルランド、オーストラリアへ留学。現在は、自身のクリニック：みやま市工藤内科院長として地域医療に力を注いでいる。専門は、糖尿病・高血圧・脂質異常症などの生活習慣病、漢方治療など。NHK『あさイチ』、日本テレビ『世界一受けたい授業』、フジテレビ『ホンマでっか!?TV』などテレビ出演多数。著書・監修書籍は、100冊以上におよび、Amazonベストセラー多数。とくに『やせる出汁』（アスコム）は15万部突破のベストセラーとなっている。日本糖尿病学会・日本高血圧学会・日本肥満学会・日本東洋医学会・小児慢性疾病指定医。

「凍らせしじみ」ダイエット
――ダイエットのキモは肝臓にあった！

発行日　2023年7月20日　初版第1刷発行

著　者　工藤孝文

発行者　小池英彦

発行所　株式会社育鵬社
〒105-0023 東京都港区芝浦1-1-1 浜松町ビルディング
電話 03-6368-8899(編集)　http://www.ikuhosha.co.jp/
株式会社扶桑社
〒105-8070 東京都港区芝浦1-1-1 浜松町ビルディング
電話 03-6368-8891(郵便室)

発　売　株式会社扶桑社
〒105-8070 東京都港区芝浦1-1-1 浜松町ビルディング
(電話番号は同上)

編集協力　堀田康子
イラスト　NOO（ECファクトリー）
レシピ考案　中川十月
装　丁　新 昭彦（ツーフィッシュ）
DTP制作　株式会社ビューロー平林
印刷・製本　タイヘイ株式会社　印刷事業部

Printed in Japan　ISBN 978-4-594-09109-5
本書のご感想を育鵬社宛にお手紙、Eメールでお寄せください。
Eメールアドレス　info@ikuhosha.co.jp